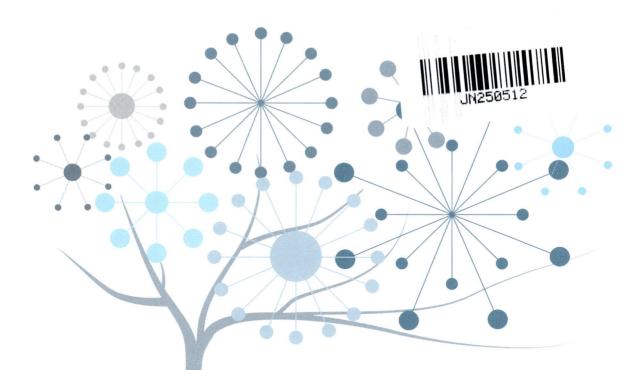

新版 介護基礎学
―高齢者自立支援の理論と実践

竹内孝仁 著

医歯薬出版株式会社

This book was originally published in Japanese
under the title of :

SHINPAN KAIGO KISOGAKU
(Fundamental of Functional Recovery Care)

TAKEUCHI, Takahito
    Former Professor of Health and Welfare, and Health Service Management
    International University of Health and Welfare Graduate School

© 2017   1st ed.
ISHIYAKU PUBLISHERS, INC.
    7-10, Honkomagome 1 chome, Bunkyo-ku,
    Tokyo 113-8612, Japan

序　文

〔自立支援介護の時代が始まる〕

　介護は，いうまでもなく「介護」という方法を用いる生活支援の一つである．かつては先天的・後天的な障害をもつ人びとへの支援としてあったが，高齢社会に入って，介護は文字通り国民全体の問題として，この国の人びとの生活のありようとして何ら特殊なものではなくなった．

　介護の出発点は自分で身のまわりのことが出来ない人びとへのお世話で始まった．日本の，世界の高齢者介護の歴史は「お世話の歴史」であるといっていい．高齢者介護の姿を，特別養護老人ホームでの介護で見るとこのことがよくわかる．

　しかし，そうした中にあって，重度の要介護高齢者のお世話のシンボルたるおむつは，介護者自身が自分の身に当てはめたときに，そうなりたくないという対象にも常になっていた．この素朴な，生活感覚ともいえるものが自立支援介護の芽であり，原動力ともなった．お世話は，その中に温かさや思いやりをいくら述べたてようとも，すべてが介護者側の世界からのとらえ方である．一方自立支援は，明らかに相手の側に立ち，相手の生活，相手の人生への視点の転換を含んでいる．

　私たちは相手を主体者として，その生活や人生に奉仕する介護の世界に踏み込んだ．

　また自立支援介護を実践してみると，人間の生命力の豊かさに感動することが多い．その感動はまた，静かに生を終えていく人びとへの心からの敬意へと結びついていく．

　自立支援介護とは一人の人の人生と触れ合うことだと実感する．

　しかし自立支援介護は実践者にとって少なからぬ課題をももたらしてくる．それは，お世話にはなかった，人間の心身の深い世界への探求である．

　人間はある意味で生理的存在ともいえるから，身体的自立を求めようとするときには生理学的知識とそれにもとづくケアを必要とする．そしてそのことが心とどう結びつくかの考えを求めてくる．本書は主にこのような観点から書かれている．1998年に出版された「介護基礎学」（医歯薬出版）の全面改訂版である．これらの出発点となった経験は，長年にわたる特別養護老人ホームでの重度要介護者との直接間接の触れ合い，地域での介護予防事業での経験，パワーリハビリテーションを通して比較的軽度要介護者との経験，そしてリハビリテーション医としての医療での経験から成っている．

わが国は 2000 年より介護保険の時代に入り，もともと制度の理念として謳われていた自立支援が，20 年近く経てようやく本来の主座を占めつつある．その歴史の転換期とも呼べる時期に本書を世に問うことを心から喜ぶ．願わくは本書がすべての高齢者の生活と人生に役立つことを．また本書を越え，よりすぐれた自立支援介護学を構築する学徒が現れることを願うばかりである．

2017 年 1 月

竹内孝仁

新版　介護基礎学 ―高齢者自立支援の理論と実践
CONTENTS

前編　総論・身体介護

序章　自立支援介護総論

1. 定義……………………………………………………………… 2
2. 世代による課題のちがい………………………………………… 2
3. 身体・精神・社会の相互関係…………………………………… 3
4. 本人のアイデンティティと自立性……………………………… 4
5. 日常行為の階層性………………………………………………… 6
6. ADL の意味 ……………………………………………………… 7
   1) 移動・歩行　7 ／ 2) 排泄　8 ／ 3) 食事　9 ／ 4) 身だしなみ　10

第1章　高齢者の心身の特徴 ―廃用症候群の考え方　11

1. 生活の縮小と閉じこもり症候群………………………………… 11
2. 活動力（仕事率）の低下………………………………………… 13
3. 脳における運動制御システムへの影響………………………… 15
4. 閉じこもりは活動力を一層低下させる………………………… 17
5. 古典的廃用症候群から新しい概念へ…………………………… 17

第2章　自立支援介護の基礎　19

1. 基本ケアの意義―健康と活動性の条件………………………… 19
2. 4項目の連鎖……………………………………………………… 20

第3章　水分ケア ―高齢者介護は水で始まり水で終わる　21

1. ケアに必要な水分の知識………………………………………… 21
   1) 体内の総水分量と水の出入り　21 ／ 2) 水の活性化作用　23 ／
   3) 1日 1,500ml の水分は多いか―水は多いほどよい　25 ／ 4) 水は欠乏する
   と問題が生じる　26 ／ 5) 水分欠乏が原因のひとつとなりうる他の障害　26

v

２．水分ケアの実際……………………………………………………… 27

　　1) 水分とは何か　27 ／ 2) 水分ケアのプログラム（ケアプラン）　28

３．水分ケアと心不全－頑固な迷信…………………………………… 28

　　1) 心不全とはどのような病気か　28 ／ 2) ニューヨーク心臓協会の心機能分類　29 ／ 3) 慢性心不全に対する正しい治療－重要なのは塩分制限　30 ／ 4) 介護職の正しい態度　34 ／ 5) 介護職によるリスク管理と水分ケア　34

４．低ナトリウム血症と水分制限……………………………………… 36

第4章　歩行―自立支援の鍵　　　　　　　38

１．歩行をめぐる基礎知識……………………………………………… 38

２．要介護５（または要介護４）の歩けない，歩いていない高齢者を歩かせるための歩行練習…………………………………………………………… 42

　　1) 車椅子の使用状況による歩行練習の選択　42 ／ 2) 歩行練習の原則　44 ／ 3) やってはいけないこと（禁忌），または無駄なこと　45

３．下肢（膝・足関節）の拘縮と歩行練習―拘縮は歩くことでよくなる…… 46

４．特養ホームの介護での成果………………………………………… 48

第5章　排泄（1）―排便　　　　　　　50

１．排便―おむつからの自立，おむつ外し ………………………… 50

　　1) 排便・おむつの弊害　50 ／ 2) 大腸の機能　53 ／ 3) 排便のしくみ　56 ／ 4) 便秘とは　59 ／ 5) 下剤の功罪　61

２．排便障害……………………………………………………………… 63

　　1) 要介護高齢者の便失禁　63 ／ 2) 便もれ（チョビチョビ便）　65 ／ 3) 便秘　65

３．おむつ外し―その理論と実際 …………………………………… 67

　　1) 水分ケア　67 ／ 2) 歩行・歩行練習　68 ／ 3) 下剤の中止　69 ／ 4) トイレ排便　70

４．便もれ（チョビチョビ便）を治すケア…………………………… 71

第6章　排泄（2）―排尿　　　　　　　73

１．尿失禁の種類………………………………………………………… 73

　　1) 尿意のある尿失禁　73 ／ 2) 介護の最大の問題－尿意のない尿失禁　74

２．尿意のある尿失禁対策……………………………………………… 76

3．尿意のない尿失禁へのケア……………………………………………… 76
　　1) 排便のおむつ外しが有効　76 ／ 2) おむつ外しのあとの尿失禁のケア　76
　　／ 3) 尿失禁が改善しない例へのケア—「汚染率」　79
　　4) 尿失禁と生活環境　81 ／ 5) 尿意のない尿失禁に「時間誘導」「適宜誘導」
　　は自立・改善に役立つか　81

第7章　食事の自立—おいしい食事を口から食べる　　83

1．食の諸相………………………………………………………………… 83
　　1) 文化としての食，人と人との絆　83 ／ 2) 栄養としての食　84 ／ 3) 摂食
　　と食　84
2．介護としての食・食事のとらえ方—常食に固執せよ………………… 85
3．介護における食の現状—軟食化の危険な道…………………………… 85
4．胃ろう・経管栄養への道………………………………………………… 87
　　1) 安易な社会通念—年をとったらやわらかい食べもの　87
　　2) 介護現場では　88 ／ 3) 施設介護（特養ホーム）の実態から　89
5．胃ろうになったらどうなるか…………………………………………… 90
　　1) 低栄養　91 ／ 2) 脱水　91 ／ 3) ねかせきり　92 ／ 4) 口腔の汚れ　92
6．胃ろうと誤嚥性肺炎—胃ろうが誤嚥性肺炎の誘因…………………… 93
7．胃ろう，ミキサー食を経口常食へ……………………………………… 95
　　1) 基礎理論—従来の摂食嚥下障害リハビリテーションとの根本的ちがい　95
　　2) 咀しゃくと嚥下　97 ／ 3) 摂食嚥下の主役としての咀しゃく　99
　　4) 基礎理論のまとめ—咀しゃく機能の回復　99
8．経口常食に移行するためのケアプラン………………………………… 102
　　1) トータル水分量　2,200 ～ 2,500m*l* 以上　102 ／ 2) 食事姿勢　103
　　3) 自力摂取　104 ／ 4) 義歯　105 ／ 5) 常食　105 ／ 6) 運動学習の理論にも
　　とづいて—食べかたを忘れた　108 ／ 7) 常食での練習における実践上の工
　　夫や配慮　110

第8章　介護と医療　　112

1．介護と医療または医療と介護の関係…………………………………… 112
2．医療依存度を少なくする介護または予防的介護……………………… 114
　　1) 口腔ケアと誤嚥性肺炎　114 ／ 2) 食形態・義歯と肺炎　115
　　3) 水分，活動と肺炎　116 ／ 4) 喀痰吸引と介護　117 ／ 5) 転倒骨折のリス
　　クマネジメント介護　116

3．病気や外傷への介護－自立性を低下させない介護‥‥‥‥‥‥‥‥‥‥‥ 117
　　1) 骨折への介護　119／2) 内科的疾患について医療依存度を下げる介護　124
　　3) 骨・関節疾患－腰痛，膝の痛み　126

第9章　薬と介護　　　　　　　　　　　　　　　　　　　129

1．介護の役割－薬効の観察と服薬援助‥‥‥‥‥‥‥‥‥‥‥‥‥‥‥‥‥ 129
2．高齢者は副作用が出やすい‥‥‥‥‥‥‥‥‥‥‥‥‥‥‥‥‥‥‥‥‥ 130
　　〔副作用の出やすい理由〕‥‥‥‥‥‥‥‥‥‥‥‥‥‥‥‥‥‥‥‥‥ 130
3．副作用・有害事象に気付く‥‥‥‥‥‥‥‥‥‥‥‥‥‥‥‥‥‥‥‥‥ 133
4．個々の薬剤に関する知識‥‥‥‥‥‥‥‥‥‥‥‥‥‥‥‥‥‥‥‥‥‥ 135

後編　認知症

序章　認知症は治らない病気なのか　　　　　　　138

はじめに：増え続ける認知症‥‥‥‥‥‥‥‥‥‥‥‥‥‥‥‥‥‥‥‥‥ 138
1．認知症を治らない病気にした二大原因―「脳」と「記憶障害」‥‥‥‥‥ 139
　　1) 認知症は脳の病気か　139／2) すべて病気は多元的　140／3) 認知症は
　　記憶障害か　142
2．認知症を治せるのは「治すケア」のみである‥‥‥‥‥‥‥‥‥‥‥‥‥ 144
　　1) 精神疾患が治るとはどういうことか　144／2) 精神疾患を治すのはケア
　　のみ　144／3) 2種類のケア　145

第1章　認知症を治すケア―その基礎理論　　　147

1．認知症とはどのような病気か‥‥‥‥‥‥‥‥‥‥‥‥‥‥‥‥‥‥‥‥ 147
　　1) それをつくり出す要因（原因）　147／2) まとめと次の課題　151
　　3) 認知がおかされるとはどういうことか　152
2．認知というはたらきの構造‥‥‥‥‥‥‥‥‥‥‥‥‥‥‥‥‥‥‥‥‥ 155
3．認知と状況－人はなぜ認知症になるのか‥‥‥‥‥‥‥‥‥‥‥‥‥‥‥ 158
4．認知症の人の心理‥‥‥‥‥‥‥‥‥‥‥‥‥‥‥‥‥‥‥‥‥‥‥‥‥ 161
　　1) 認知障害がひきおこす心理　161／2) いわゆる「周辺症状」への発展　163
5．認知力を低下または回復させる具体的要素‥‥‥‥‥‥‥‥‥‥‥‥‥‥‥ 165

第2章　認知症を治そう　　167

1．まず認知症状を6つのタイプに分類する……………………………167
　　1) きっかけがない（認知障害のみ）タイプ　168
　　2) きっかけのあるタイプ　169／3) 6つのタイプのまとめと意義　170
2．アセスメント－タイプ判定……………………………………………171
　　1) アセスメントの3つのポイント　171／2)「いつ」「どこで」「どのよう
　　な状況で」　171／3) 各タイプの特徴　172
3．タイプ別のケア………………………………………………………177
　　1) 認知障害型のケア－ひたすら認知力向上ケア　177／2) 環境不適応型の
　　ケア　178／3) 身体不調型のケア　180／4) 葛藤型のケア　181／5) 遊離
　　型のケア　182／6) 回帰型のケア　184

第3章　ケアの四原則　　187

1．第一の原則「共にあること」…………………………………………188
2．第二の原則「行動の了解」……………………………………………191
3．第三の原則「安定した関係」…………………………………………194

第4章　この理論の実践と成果　　195

1．認知症を「治す」ことを目的としている……………………………195
2．アセスメントの実際…………………………………………………196
　　1) 症状のおこる状況の解明　196／2) タイプ判定　196／3) 治療のための
　　アセスメント　197
3．ケア……………………………………………………………………199

第5章　家族で治そう認知症　そして地域への展開　　204

1．家族で治そう認知症―あんしん塾のすすめ方………………………205
2．あんしん塾成果のまとめ―約80%が治った　………………………217
3．家族から「地域で治そう認知症」へ…………………………………220

索引………………………………………………………………………225

装丁・本文デザイン / Solo 柴藤愛林

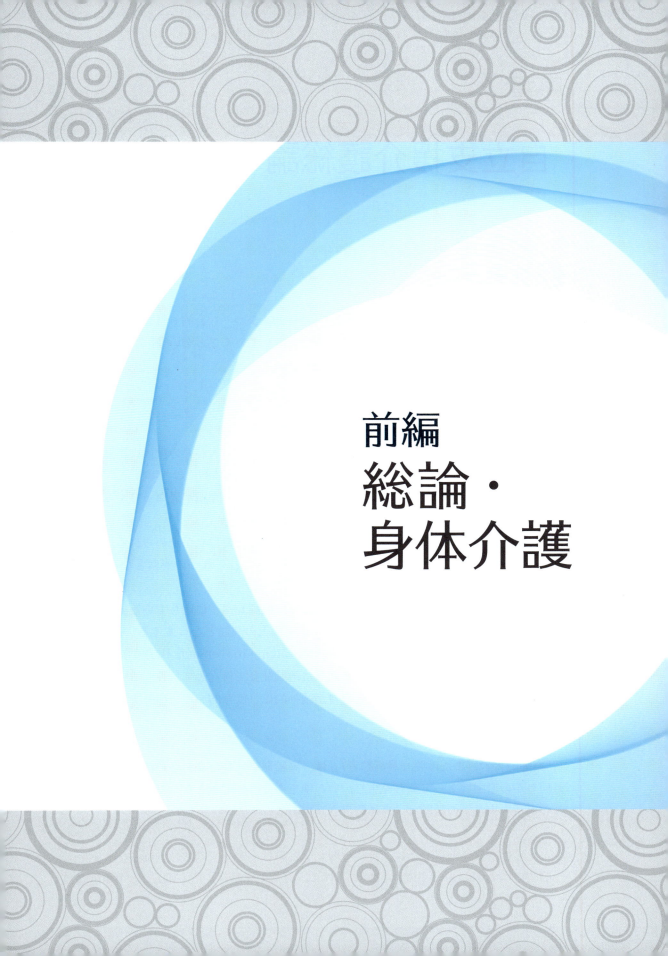
前編
総論・身体介護

序章

自立支援介護総論

① 定義

　自立支援介護とは，その人の「身体的」「精神的」かつ「社会的」自立を達成し改善また維持するよう，介護という方法によって支援していくことをいう．

② 世代による課題のちがい

　自立支援介護を実践するにあたって注意すべきは，その人がどの世代に属しているかによって「課題」が異なってくるという事実である．具体的には「障害児」「成人障害者」「高齢障害者（または要介護高齢者）」では実践上の課題が異なってくる．

　「障害児」は，身体的・精神的・社会的のすべての面での自立が求められる．これを「発達」とよんでいる．つまり彼らへの支援の課題はこれら3つの要素となる．

　「成人障害者」は，一般的には身体的自立はほぼ最高レベルに達している．したがって彼らへの支援は精神的自立と社会的自立が実践上の課題となってくる．1970年代に世界を席巻した自立生活運動（independent living movement, IL運動）において当事者たちが求めたのは，一般市民と同等に地域社会で自立して暮らすことで，このような自立生活を行うために障害者自身が精神的に（依存的心理を廃して）自立すべきであると主張した．

　「高齢障害者（または要介護高齢者）」は，高齢期以前は自立し高齢期に老化をはじめ何らかの原因によって障害を生じ，いわゆる要介護高齢者となった人びとをいい，この場合の実践上の課題は「身体的自立」である．

　ここでいう身体的自立とは，身体を通して行われるすべての活動（行為）をいい，一般的にはADL（activities of daily living, 日常生活動作）やIADL（instrumental

ADL，手段的日常生活動作）とよばれるもののほか，教養娯楽活動など日常的に行われるすべてのものが含まれる．この障害には，麻痺などの物理的機能のみならず，認知症や発達障害など知的精神的機能の障害によるものも含まれる．

③ 身体・精神・社会の相互関係

　身体的自立，精神的自立，社会的自立を図式化すると図1のようになる[1]．この3つの要素は，すぐわかるように，"健康とは，身体的な病気の有無だけでなく，精神的にかつ社会的に良好な状態（well being）をいう"というWHO（世界保健機関）の健康に関する定義にもとづいている．これは元来，人は身体・精神・社会的要素の統合体であるとの存在論にもとづいている．筆者が以前よりこの3要素を図式化するときに図1のように描くのは，各要素は相互に影響し合っているからである．

　ここで，各要素を少し詳しくみてみよう（図2）．

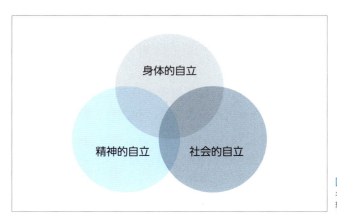

図1　自立の3要素
各要素は部分的に重なり合い相互に影響し合っている

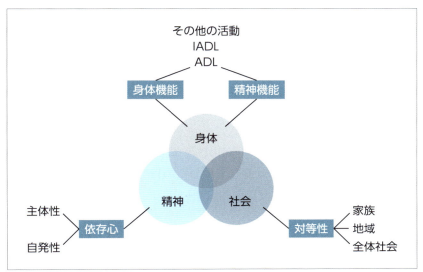

図2　身体・精神（心理）・社会における自立の鍵となる要因

〔**身体的自立**〕とは，先に述べたように，身体機能と知的精神的機能の結果としての ADL・IADL・その他の日常行為の自立を意味している．

〔**精神的自立**〕とは，主に他者への「依存心」を核として，活動への主体性や，自発性などを意味している．

〔**社会的自立**〕は，私たちの周りにある，もっとも近い家族，その外にある地域（地域住民），さらに全体社会の中での「対等な関係」とみてよい．

次に高齢障害者を例にして，各要素間の影響をみてみよう．

おむつを使っている高齢者（排泄が自立していない高齢者）は，たちまち（1日に何回かの）「おむつ交換」という物理的負担（介護負担）を家族に負わせることになる．こうなるとそれ以前の家族関係は変化し，家族に負担をかける人・負担を担う人と，少なからず家族間の対等性に歪みを生じる．

また，おむつ交換・排泄自立性の喪失は，依存心を生み行動全般への主体性や自発性が低下していくことがごくふつうにみられる．その一方で，排泄自立性の喪失は，後藤の研究によれば家族に"絶望感"を与え[2]，介護の物理的負担などが重なって「介護負担感」を生じせしめていく．

認知症の，特に徘徊などの行動は，地域住民に安否確認や事故防止などのそれまでなかった地域負担を生じ，庇護されるべき人と庇護する（住民）というように，もともとの地域での対等な人間関係を損なっていく．

高齢障害者の場合，「身体的自立」の喪失に端を発したとはいえ，その影響は単に身体面にとどまらず，社会的自立と精神的自立へと波及していく．こうした状況を改善するためには，まず第一に「身体的自立の回復改善」をはかるべきであることはいうまでもない．なぜなら問題の発端はここにあるからである．このように考え実践しながら，社会的側面たる「家族関係」の悪化や，依存心（自発性）の改善にも手を差しのべていく必要がある．

④ 本人のアイデンティティと自立性

人にはそれぞれにアイデンティティ（Identity，「自己同一性」と訳されることが多い）がある．これは，自分はこれまで一貫して変わらぬ自分であって，他から独立し，他とは異なる固有の存在であるという自己認識をいう．

たしかに人は一人ひとりちがう．

そのちがいは，まず身体特徴からしてまったく同じということはない．喜怒哀楽などの感情面での感受性や表出のしかたもそれぞれにちがう．ものごとに対する価値観

や人生観もちがえば性格もちがう．同じきょうだいでも家族関係のとりようは異なるし，地域や学校，職場その他での人間関係も異なっている．つまりアイデンティティは各自のこうしたちがいから成り立っており，それをまとめると身体的要素，精神心理的要素，社会的要素になり，それらの状態—生まれてから現在までの—がその人固有のアイデンティティをつくり上げていくといえる（図3)[3]．

アイデンティティを別の言葉でいえば「その人らしさ」である．

身体・精神・社会の各要素がアイデンティティに関係しているとすれば，それぞれの「自立性」がアイデンティティと切っても切れない関係をもつことは容易に理解される．

いわゆる「後天的障害」をもった人びとは，それ以前の人生で創りあげたアイデンティティの変更を強いられる．「障害の受容」あるいはより一般的な「老いの受容」とは，変更を強いられるアイデンティティを修正していく過程である．

アイデンティティの修正と再構築が円滑に行われると，障害も老いもうまく受容され，うまく適合したといわれる．

飯田・佐藤らは，アルツハイマー型認知症のライフイベント研究で，その発症に影響する4つの対象喪失の1つに"それまでのライフスタイルを阻む方向への家族力動の変化"をあげている[4]．その人のアイデンティティ（その人らしさ）を変えさせる強力な力が家族内に生じたことが発症の原因となったとの指摘である．

自立性はアイデンティティをつくり上げる重要な要素になり，その変化が必然的にアイデンティティに影響をもたらす．

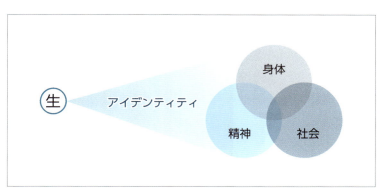

図3　アイデンティティとは，その人の生まれてから置かれている身体・精神・社会的状況の歴史によってつくり出される

5 日常行為の階層性

私たちの日常に繰り広げられる諸活動は多種多様である．

食べたり，排泄したり，身だしなみを整えたり，歩いたりすることを一般に「日常生活活動（または動作）」といい，ADL と表現される．

調理をしたり，テレビや掃除機の操作や洗濯，買物，預金の出し入れ，乗り物の利用などは「手段的日常生活活動（動作）」で，IADL と表現される．この中に健康管理としての通院や服薬なども入れてよいだろう．

ADL や IADL とともに，職業活動や仕事とよばれる役割的な活動も行っている．また，家族や友人・仲間との「交流」「娯楽」「趣味」「教養活動」を行い，「宗教」上の活動を行う人びともいる．

このようにさまざまな活動が行われるなかで，実践上の順位づけを行うなら，必然的に ADL を基盤に置いた図のような階層的構造があるとみてよいだろう（図 4）．ADL を基盤に置くのは，マズローの欲求 5 段階説を借りれば，これが日常生活における生理的欲求や安全欲求と大いに関連すると思われるからである（「欲求」を「ニーズ」に置き換えると，ADL は生理的ニーズや安全ニーズに直結して日常生活の基本部分を構成する，といってもよい）．

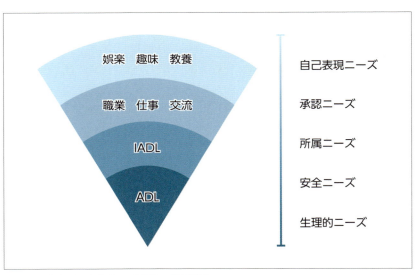

図4　日常生活で行われる諸行為の階層構造
マズローの欲求 5 段階説の「欲求」を「ニーズ」に置き換えてみるとわかりやすい

⑥ ADL の意味

　ここでは高齢者に焦点を合わせて ADL それぞれの"意味"をみていくことにする．なぜ高齢者は"歩けなくなったらおしまい"と言うのか．なぜ高齢者は"下の世話を受けずにポックリ死にたい"と言うのか——．

1）移動・歩行

　移動には 2 つの意味がある．

（1）活動空間の広がり

　その 1 つは，活動空間の広がりをもたらすものとしての移動であり，移動の「距離」によって表される．活動空間の広がりは，その人の活動性の大きさを示し，活動空間の広い生活は同時に活動性の高い生活を示しているといってほぼよいだろう．活動性の高い生活は，その人の心身の活動力をさらに高めたり維持するのに役立つ．高齢者は時間とともに活動力が低下していくという特徴をもっていて，その活動力をいかに高め維持するかは重要な問題である．

　筆者は，ねたきりの原因として「閉じこもり症候群」を提唱したが[5]，この閉じこもりとはほとんど家の中だけの生活—つまり活動空間の広がりのない，したがって活動力の低下を生じやすい生活ということができ，ねたきりになりやすいといえる．

　閉じこもりは別の表現をすれば"外出の少ない"生活ということができ，公衆衛生学分野の研究者による「外出頻度とねたきり」をテーマとした研究が盛んに行われ，「週に 1 回」以下の外出頻度でねたきりになる率が非常に高くなるとの説が一般的となっている．

　活動空間の広がりは，単に外出頻度だけでなく"距離"の問題も重要であるが，残念ながらねたきりについて活動空間を距離的な広がりからみた研究は見当たらない．

　しかし「認知症」の研究において，認知症の罹病率と歩行習慣の距離とを関連づけた研究がある．かの有名なアボット（Abbott）の研究である．この論文は，1 日 2 マイル（3.2 km）の歩行を習慣的に行っている人は（それほど歩いていない人びとに比べて）認知症の発現率が 42.2％低かった[6]，というものである．

　活動力は心身と分かちがたく結びついている．認知症はよく知られているように精神疾患の 1 つで認知障害（認知力の低下）によって生じるが，ふだん 2 マイル歩いているという活動状況と，それが維持している活動力とが認知という精神機能に影響を与えているという事実を知っておきたい．

(2) 移動・歩行は他のADLの基礎

　排泄にしろ，食事，入浴，洗面整容にせよ，それぞれのADLは必ず移動，特に歩行を含んで成り立っている．

　食事などは，一見したところ"テーブルの食べ物を自分の手で口に運び""咀しゃくしてのみこむ"ことで成り立っていると思われがちである（実際にリハビリのOTたちはそのように扱っている）．

　しかし私たちのADLはつねに"どこで行うか"といった場所の問題を内包していて，手足の動作と場所とがセットになって食事という行為が成り立っている．食堂への移動がこの場合の「食事行為」の重要な要素となっているのである．

　排泄はトイレで行うかどうか，入浴は浴室で行うかどうか，洗面は洗面所というように．これは介護という立場，あるいは実生活の場面をみたときに重要な観点となる．というのも，もし食堂，トイレ，あるいは浴室に自力で移動できなければ，「移動の介助」を含む何らかの介護が必要となってくるからである．食堂に行けなければ介助してつれて行くか，あるいは食事をベッドに運ぶ必要がある．

　トイレに自力で移動できない，というのがおむつ使用のほとんどの原因であることを私たちは知っている．

　これらの事実をもとに移動と歩行と他のADL・IADLの関係を図式化すると図5のようになる．

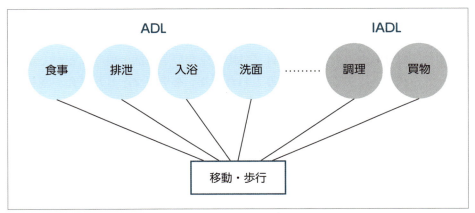

図5　リハビリや看護では，ADL，IADLのすべての項目が横並びになるが，食事を例にとってみても「食堂への移動」を含んでいる

2）排泄

　"おむつをあてられたときには，自分はもはや存在する価値のない人間になってしまったと痛感した．"

　これは85歳要介護5の女性の"おむつの印象"に対する発言である．2010年頃，

全国老人福祉施設協議会「介護力向上講習会」（現在は「科学的介護実践講習会」に名称変更）で「おむつゼロ特養ホーム」が増えはじめたとき（2016年現在，110施設）に，おむつが外れて排泄が元の自立に戻った方々十数名にインタビューしたときのもので，ほとんどの人が表現はちがっても同じようなことを語った．それは"自分は価値のない人間になった"というもので，私たちは日頃「尊厳」という言葉を口にするが，ここにみられる発言はもっと深刻で，尊厳のさらに奥にある人の存在そのものを無残にも「無」にしてしまうということである．

もともと排泄は「個」としての存立に深く関係したADL行為であると筆者は主張してきた．

小児の発達の過程で排泄の自立は重要課題である．母親はある時期（1～2歳）から便器への排泄をしつけていくが，そのときによく用いるのは"失敗は恥ずかしい"とする羞恥心を利用した方法で，食べることや歩くことなど他のADLの発達手法にはない排泄固有のやりかたである．

羞恥心は，見ている人（はじめは母親）と見られている自分という互いの位置を強く意識させられる．それ以前の一体化した母子関係は，見ている人—見られている自分との体験の中で必然的に，"ママと自分とは別の存在である"ことが自覚されていく．これが他と異なる固有の存在としての自分をつくり上げる．

"自分は価値のない人間になった"とする先の元おむつ高齢者の言葉は，排泄の自立を失うことでアイデンティティの鍵ともなる他からは独立した固有の存在としての自分を失った，もはや存在する価値のない人間という，つらい認識の世界に落とされたというべきだろう．

逆に，こうした高齢者がおむつが外れてふつうにトイレに行くようになると，まるで"人が変わったように"活き活きとすることを多く経験する．人が変わったのではなく，もう一度人として生まれてきたというべきなのだろう．

3）食事

食事には「人との交流」「文化の享受」「栄養」の3つの側面があり，それぞれに重要な意味をもってくる[7]．

(1)「会食」による交流[8]

1980年頃までの特別養護老人ホームの食事風景は，病院にならって，各自がベッドに起き上がって食べていた．それは孤食の姿で，他の人との大切な交流の機会は失われていた．いまでは全員が使える食堂をもたない施設はなくなった．この変化は，1970年代後半から筆者が"食事は会食が基本""全員を食堂へ"と呼びかけ，そこから生まれるさまざまな好影響にまず特養ホームが設備をつくり直していった結果である[6]（はじめは入所者数の1～2割の収容能力しかもたない小さな食堂がほとんどだっ

た）．会食方式の食事を通してみられた影響は，女性ではお化粧をする人が現れ全般的に身だしなみに気を配る傾向が出てきたこと，移動のときに車椅子を押す人が現れ他人への思いやりが生まれてきたこと，などである．会食による人との交流の結果であることは明らかである．

（2）文化の享受―常食

　その時代の食生活はその時代の文化そのものである．日本ほど「食」が豊かで質の高い国は他にはないといってよいだろう．私たちは世界文化遺産の和食だけでなく，中国，フランス，イタリア，インド，その他あらゆる国の料理が味わえて，しかもおいしい．

　一方，障害をもつことの最大の問題点の1つは，その社会の文化から疎外されることである．よくいわれてきた「社会的統合」とは，その社会の文化の共有者の地位に復することである．同じ食事を食べ，感情や価値観を共有し生活していくことが大切である．

　ただし気を付けるべきは，豊かでおいしい食事とは，本質的に「常食」であるという事実である．施設で見かける，ソフト食，ペースト食，ミキサー食，それに胃ろう・経管栄養は「文化的食事」に値しない．

　食事の自立の中に，「常食」をとることを含めなければならない．

（3）栄養

　これはいうまでもなく，食事をとることの原初的な目的といわねばならない．栄養は活動の源泉である．

　ところが介護現場では，"安全な食事摂取"をねらって，食形態を常食から軟食化し，「きざみ食」にする傾向がある．筆者の調査では，食形態が軟食化していくにつれて栄養量（カロリー）は減り，ミキサー食にいたっては基礎代謝量程度しかとれていないことがわかった．

　常食はおいしい食事の基礎条件であるとともに，十分な栄養をとることを可能にするものである．

4）身だしなみ[9]

　身だしなみは自分自身に向けての活動ではなく，本質的に「対社会的行為」である．他人の眼を意識し，出かける先を考え，自分自身を整えていく．逆に身だしなみの行為を自立させようというときは，買物に出るなど自然に身だしなみに意識が向くようにすればよい．

第1章
高齢者の心身の特徴
―廃用症候群の考え方

1 生活の縮小と閉じこもり症候群

　高齢者の生活は一般的傾向として閉じこもりがちとなり，閉じこもりになると心身の活動性は次第に失われて，身体的な障害が優位になれば「ねたきり」に，精神的障害が優位になれば「認知症」に，多くは"ねたきりで認知症"になっていく．

　閉じこもり症候群をもたらす要因は身体的要因，心理的要因，（社会）環境要因の3つがある（図6）．「身体的要因」には老化による体の弱まり，脳卒中やパーキンソン病などの器質的な障害が含まれる．

　「心理的要因」には生活の「はり」の減退，活動意欲の低下などが含まれる．

　「（社会）環境要因」には人的環境と物理的環境があり，人的環境には家族や友人・仲間，近隣住民が含まれ，物理的環境には住んでいる家屋の構造から自然環境・気候風土が含まれる．坂の多い町や冬の積雪の多さなどは閉じこもりを助長させる（図6）．

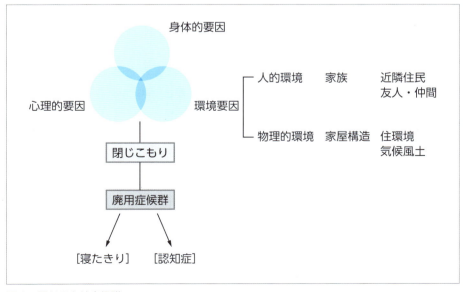

図6　閉じこもり症候群

表1　生活のはりや楽しみを感じる人ほど，外出頻度が高い

(%)

		回答者数（人）	ほとんど外出しない	週1〜2日	週3〜4日	ほぼ毎日
全体		2,522	3.6	13.8	31.6	48.1
男女別	男性	1,135	4.4	13.7	28.5	50.5
	女性	1,350	2.9	13.9	34.5	45.7
年齢別	65歳〜69歳	801	3.1	9.5	28.3	56.8
	70歳〜74歳	710	1.7	13.2	33.9	49.4
	75歳〜79歳	528	2.8	15.0	34.5	43.6
	80歳〜84歳	304	6.6	19.1	33.2	35.9
	85歳〜89歳	114	10.5	28.9	27.2	28.9
	90歳以上	23	26.1	13.0	26.1	30.4
家族構成別	一人暮らし高齢者	386	2.8	13.5	30.3	48.4
	夫婦世帯	1,096	2.9	13.5	31.4	49.8
	子や孫などと同居	880	4.8	13.4	33.5	45.3
	その他の世帯	115	4.3	20.0	27.8	47.0
生活のはりや楽しみ別	とても感じる	421	1.2	6.9	26.4	64.1
	まあ感じる	464	1.3	9.9	35.1	52.4
	普通	1,305	4.1	16.1	32.6	43.7
	あまり感じない	235	6.8	19.1	33.6	37.4
	まったく感じない	52	17.3	26.9	17.3	32.7

※「無回答」は掲載を省略

首都圏某政令市の実態から

　ここに紹介する都市は人口100万人超の巨大都市で，65歳以上人口に占める要支援・要介護者の割合は17.6%である．外出の実態をみてみよう（データは平成25年度のもの）．

　全体としては"ほぼ毎日"が半数に近いが，ほとんど外出しないが3.6%，筆者の主張している"週3回以上の外出"に該当しない「リスク者」は17.4%とかなり高い．ただし3年前の21.6%に比べると少なくはなっている．また年齢が高くなるほど外出頻度が減少していることもわかる（表1）．

　心理的な状況の1つとして，"生活のはりや楽しみ"との関係をみると，はりや楽しみを感じない人ほど外出しなくなる傾向がある．

　閉じこもりの（社会）環境要因の1つとして社会交流の有無でみると，交流のある人ほど生活のはりや楽しみを感じている．また，年齢が高くなるにつれて，交流があるとの回答が少なくなっているが，内容をみると「友人との定期的な行き来」が少なくなっており，年とともに死別などで友人が少なくなっていることがうかがわれる（表2）[10,11]．

表2　生活のはりや楽しみを感じる人ほど『交流がある』割合が高い

(%)

	回答者数（人）	友人との定期的な行き来がある	近隣の方との定期的な行き来がある	老人クラブや趣味の団体に入っている	地域の行事や活動に参加している	ボランティアの訪問がある	『交流がある』	累計回答率
全　体	2,522	50.1	25.9	20.1	16.6	2.7	72.2	115.4
男女別　男性	1,135	41.8	18.8	17.6	17.4	2.6	64.6	98.2
女性	1,350	56.9	32.1	22.3	16.2	2.9	78.5	130.4
年齢別　65歳〜69歳	801	56.1	23.2	13.9	16.7	2.1	72.3	112.0
70歳〜74歳	710	51.4	25.6	18.3	17.5	3.1	73.5	115.9
75歳〜79歳	528	48.3	27.3	27.3	16.9	3.2	72.9	123.0
80歳〜84歳	304	40.1	32.9	26.3	15.8	3.0	74.7	118.1
85歳〜89歳	114	36.8	24.6	26.3	13.2	1.8	59.6	102.7
90歳以上	23	26.1	13.0	21.7	21.7	4.3	43.5	86.8
家族構成別　一人暮らし高齢者	386	50.3	30.1	18.9	12.7	2.6	71.0	114.6
夫婦世帯	1,096	52.6	25.7	21.6	17.2	3.0	74.2	120.1
子や孫などと同居	880	46.3	24.4	19.7	18.0	2.4	69.9	110.8
その他の世帯	115	53.9	24.3	14.8	16.5	2.6	73.9	112.1
生活のはりや楽しみ別　とても感じる	421	67.9	38.0	29.9	28.5	6.7	88.4	171.0
まあ感じる	464	61.2	24.8	25.0	22.2	2.4	83.9	135.6
普通	1,305	45.4	25.2	17.0	13.4	2.1	68.0	103.1
あまり感じない	235	30.6	14.9	14.0	6.4	0.9	54.1	66.8
まったく感じない	52	13.5	9.6	5.8	1.9	—	28.9	30.8

※「その他」「特に交流はない」「無回答」は掲載を省略
※『交流がある』＝100％−「特に交流はない」−「無回答」
※累計回答率は「その他」を除く回答割合の累計値であり，割合が高いほど家族以外の人と交流が多いと理解できる

② 活動力（仕事率）の低下

　高齢になると“歩くのが遅くなる”“遠くまで歩けない”“荷物を持って歩けない”などの，いわゆる「生活体力」とよばれるものの低下がおこってくる．いわゆる生活体力，またはここでいう「活動力」は学術上は「仕事率」とよばれているもので，仕事率の年齢的変化を調べた研究（図7）では，40歳頃から最大仕事率が低下してくるという[12]．

　仕事率が低下するということは，自動車でいえばエンジン出力が低下することで*（14ページ），そうであれば，高齢者が歩くのが遅い，重い荷物を運べない，などもすべて理解される．このことは図7でも説明されているように，高齢者といえば「筋力低下」ときめつける考え方が正しくないことを示している．

　また図7の解説文が示すように，仕事率の低下は筋と神経の協応（協調性）の低下

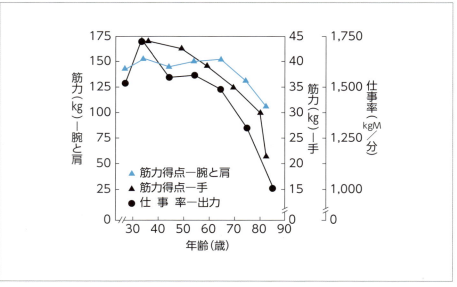

図7　年齢による筋力と最大仕事率の変化（Timiras, 1972）
腕と肩の筋力は20歳から65歳まで著しい変化はなかった．しかし，握力計による手の筋力は50歳からすでに著しく減退が進んでいる．したがって，筋力の減退は筋のグループによって違うことが考えられる．クランクを用いた仕事率は40歳で減少し，その後も減退が進む．Shock & Norro（1970）は，筋と神経機能の両方を含む協応の減退が年齢による仕事率の減少の原因であるようだと述べている．

による．それを具体的に示したのが図8である．高齢者では筋活動開始のタイミングにずれが生じていることが示されている．

> 　仕事率を出力という身近なものに置き換え，さらに自動車のエンジンに当てはめる．エンジンは複数のシリンダーから成っていて，このシリンダー1本ずつが人間でいえば1個の筋肉に相当する．複数のシリンダーがきれいに同調すれば規定の出力が得られるが，時間的にずれがあったりすれば総合した出力は低くなることは明らかである．その車はスピードも遅く，重い物を運べず，坂道も難しくなるだろう．

＊力学では，物体Aを持ち上げる（移動させる）エネルギーを「力」という．この物体を10 cm持ち上げるときのエネルギーを「仕事量」といい，仕事量には移動させる距離が関係していることがわかる（同じ物体でも動かす距離がちがうと仕事量は変わる）．
　物体Aを10 cm持ち上げるとき，1秒で持ち上げるのと5秒でゆっくり持ち上げるのとでは1秒あたりのエネルギーがちがうことがわかる．時間が関係したこの運動を「仕事率」とよんでいる．私たちの世界ではほとんどの場合に時間が関与しているので，私たちは"仕事率の世界に住んでいる"といえる．力学上の仕事率を一般に「出力」といいPowerで表記される．自動車のエンジンの出力は「馬力」（Horse Power, HP）として表示される．

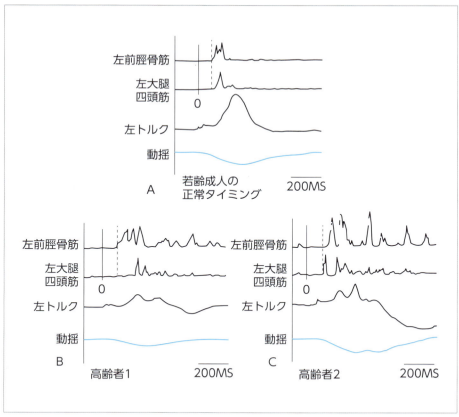

図8 高齢者にみられる筋応答協同収縮系の時間構成における変化.
A は若齢成人にみられる正常に協調された筋応答パターン，これに対し B は時間遅れのパターン，C は時間が逆転（Woollacott MN, Shumway-Cook A, Nashner LM：Aging and posture control：changes in sensory organization and muscular coordination. Int J Aging Hum Dev, 23：335, 1986 を許諾のもとに再掲）.

❸ 脳における運動制御システムへの影響

　ピアノを習いはじめた人は，はじめ楽譜を見て使うべき指とキーをたしかめ，それこそひとつずつ音を出していく，やがて練習を重ねるにつれて指の動きはなめらかになり，指から別の指への移行もなめらかになり，それがまとまった"音楽"へと発展していく．

　このような変化（ピアノが上達する）は何によって生じているのか．

　楽譜の指示する音を正確に出すには，押すべきキーを選び，使うべき指を選び，キーを押す（叩く）強さを選び…ということを行う．そこには明らかに指の動きを制御する機構が働いていることがわかる．

この制御は練習を重ねるにつれたくみになっていって，演奏が上手になっていく．

演奏はいつ行ってもほぼ前日のたくみさで奏でることができる．ということは演奏を制御する脳のシステムは"記憶"されて，演奏をくり返してもほぼ同じレベルの演奏が行われる．つまり制御機構は練習と共に発達（精密化）し，それが記憶されることがわかる．

しかししばらくピアノを弾かないでいると確実に演奏はまずくなる．指は，以前のようになめらかに動かず，強弱もうまくつけられず，曲の流れも微妙なニュアンスの表現も弾き分けられない．

ピアノを弾かないでいると，いったんつくり上げられ，記憶されて定着していた制御システムも"崩壊"していく．

こうした現象は「運動学習」とよばれ，私たちは脳内の制御システムの発展とその定着（記憶化）によってある運動能力（それを遂行する能力，パフォーマンス能力）を向上させ，また遂行しないことによっていったんでき上がった制御システムも崩壊に向かう．

こうした過程で重要なのは，すべてはピアノに向かって"指を動かす"ということから始まることにある．つまり，すべては「末梢の動き」から始まり，それが脳の制御システムを発達させ，それが次には指の改善した動きをつくり出し，それが脳の制御システムをさらに精緻なものにしていく．そこには末梢と中枢の絶え間ない循環がある．

40代から神経筋の協調性が低下していき仕事率が低下する原因は，老化によって神経機能が退化し，筋肉組織が変化していくためであろう．しかしいったんそうなって仕事率が落ちていくと，末梢の神経筋の働きが脳の制御システムに微妙な変化を与え，結果的に以前より"スピードの遅くなった歩行"という歩行パターンが記憶定着して，意図的に早く歩こうと努力しないかぎり，スピードの遅い歩行がいつもくり返される．

よく見られるのは強く腰の曲がった姿勢で歩く高齢者である．上体を90度近く折り曲げて歩きながら，ときどき背筋の疲労をとるために背伸びをして体を伸ばす．これをみてもわかるように意図して直立姿勢をとろうと思えばとれるのだが，ふつうに歩こうとすると腰の曲がった歩き方になる．制御システムがそうなっている（そのような歩行パターンができ上がっている）からである．

4 閉じこもりは活動力を一層低下させる

40代から始まる活動力の低下は，その後の高齢期における閉じこもり生活によって，活動力低下の進行は早まる．閉じこもり＝活動性の低い生活であり，ピアニストがピアノの練習をあまりしなくなったのと同じことである．

活動力は活動的な生活によってのみ維持したり向上させることができる．

したがって高齢期に入っても毎日活動的な（閉じこもらず外での活動が活発な）生活をしている人は活動力は比較的よくたもたれ，そうでない人は活動力が低い，というように個人差が大きくなるのも高齢者の特徴である．

閉じこもりや活動性の低い生活は，老化とよばれる心身の全体的状況の退化を加速させる．

5 古典的廃用症候群から新しい概念へ

これまでの廃用症候群の考え方といえば，不活動または不使用による機能の低下として，①筋力低下，②関節拘縮…など末梢に生じる現象を列挙してきた．こうした考え方は，骨折後のギプス固定や，脳卒中の麻痺による随意運動不能の状態（不動），あるいはベッド上での座位も許されない完全仰臥位状態などをもとにいわれてきたという背景がある．

先にみたように，老化による活動力の低下は，活動性の低い生活で助長されることはたしかである．その助長された部分を仮に廃用症候群といったとしても，どの部分を純粋に老化によるもの，どの部分を廃用症候群によるものとの"線引き"は簡単にはできないことも明らかである．

廃用症候群におかされた高齢者というと，特別養護老人ホームなどにいて手足はひどい拘縮で，さらに筋肉はやせ衰えた姿をただちに想像しがちだが，そういう例は高齢者全体からみれば極めて少ない上に，そこにいたる活動力低下過程にあるほとんどすべての高齢者への有効な対策を生み出しえない．

骨折のギプスをとったら正常伸展角度0度のはずの膝が−45度だった．あるいは立位を許可された脳卒中の麻痺肢が，不動と痙直のために足関節の正常背屈角45度のところ−30度だった．こういう考え方を基盤につくられた廃用症候群の考え方は，長期間の（40代に始まる）活動力の低下のはての要介護高齢者に応用できない．こうした事情からか最近では介護の実践現場で廃用症候群という言葉がほとんど使われなくなっており，使っても限定的でこれまでとは異なる意味合いでしか使われない．末梢の骨関節筋肉の状態ではなく，次に述べるように，機能の低下を脳の運動の制御機構

を含めた全体的なメカニズムの変化としてとらえていくべきである．筆者はこれを「運動学習理論による機能のとらえ方」とよぶことにしている．

運動学習理論をもとにすると（先に述べたように），すべての運動（パフォーマンス）は，末梢と脳の制御システムとの循環的相互作用の中で行われている．それは単なる局所の「筋力」の問題に矮小化できるというようなものではない．

高齢者が2〜3週ほどの入院安静臥床で歩けなくなるのは，「下肢筋力の低下」といった局所現象によるものではなく，歩くための広範精緻な脳の制御システムが崩壊したためである．彼らの歩きはじめは，まず全身のバランスからして不安定である．立つことも不安定，足を一歩前に出す，その出しかたもわからず，要は歩くための全身の使い方―全身の制御がうまく行われていないことに気付く．

機能の低下，あるいは活動力の低下は脳の制御システムを巻きこみ全身の機能を巻きこんだ，全身の現象ととらえることは，逆に機能や活動力の改善をどのように行っていくかの方法を明らかにする．いわゆる「廃用症候群」の改善のポイントは脳の制御システムを復活させていくことにあり，別な言葉でいえば運動学習理論によるアプローチを行うことである．それには次のような原則がある．

①目的とする運動（パフォーマンス）そのものを練習する

　・ピアノをおぼえたければピアノを弾きなさい

　・泳ぎをおぼえたければ布団の上での練習ではなく水の中で泳ぎなさい

②反復練習を行うこと（できるだけ回数多く練習すると効果が早い）

③全体の練習量を多くする（練習量が多い方が効果は早い）

第2章

自立支援介護の基礎

4つの基本ケア

　高齢者ケアには，すべてに共通する「基本ケア」と個々のADLや認知症状のための「個別ケア」とがある（図9）．いずれも個々のADL自立のためには不可欠であるが，なかでも「基本ケア」の4つ―「水分」「栄養」「運動」「便通」は，身体介護であろうと認知症介護であろうと，また後に述べる胃ろうから経口常食への移行をはかるうえでも共通したものとなっている．

　個別ケアには，たとえば排便の自立をはかるために毎日決まった時間にトイレに連れていく，異食をくり返す認知症の例をショッピングに連れだす，胃ろうから経口常食に移すための義歯調整などがある．これらは他のADLにはない個別のものであることがわかる．

① 基本ケアの意義―健康と活動性の条件

　基本ケアは次の4つから成っている．量的なめやすも示す．

水分	1日1,500ml
栄養	1日1,500kcal
運動	1日2km
便通	3日以内の自然排便

　この4項目をみれば明らかなように，これは「健康」を支える4項目であり，ついでにいえば生活習慣病予防の中心項目でもある（生活習慣病ではこの4項目のほかに「禁煙」や「ストレスの少ない生活」などが追加される）．

　この4項目は「活動性」を支えるものであることもわかる．詳しくは後に述べることとして，水分は心身の活動性そのものを支配する物質であり，栄養は活動力の源泉，運動（主に歩行）は活動そのものであり同時に活動性の維持や向上のために不可欠の

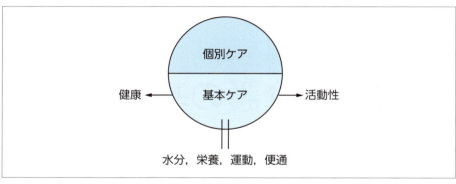

図9 高齢者のケアにはすべてに共通する基本ケアと，そのADLに固有な個別ケアに分かれるが，基本ケアにはその人の健康や活動性を支える項目だといえる．

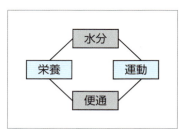

図10 4つの基本ケアは相互に影響しあっている．

ものである．便通は消化器機能を反映し，さらに最近では免疫機能への強い関与もいわれており栄養面から全身の活性化に寄与している（図9）．

基本ケアが高齢者のケアの基本であるということは，結局のところ高齢者ケアとは利用者に健康的な生活を送ってもらうための働きかけであることを示している．

② 4項目の連鎖

この4項目は互いに強く影響しあっている（図10）．

水分が不足すると体は動かなくなり（運動性を低下），食欲を失うし，便秘をひきおこす．水分不足のまま歩行練習をするというのは成果が上がらない．また水分不足のまま下剤をのんでも便秘は改善しない．

したがってこれらは独立したケアではなく"4項目が揃ってはじめて効果を発揮する"とみなしておく．

第3章

水分ケア―高齢者介護は水で始まり水で終わる

　以下は水分の作用のほんの一部であるが,「水の力の偉大さ」を物語っている．先にあげた4つの基本ケアの中でも「水分」のもつ意義は格段に大きい．

・ふだんコミュニケーションもとれない高齢者が水をよく飲むようになって顔付きもはっきりし，笑顔で話したり冗談もいうようになった．
・フロア全体の水分摂取量が増えたら夜間不眠や夜間不穏となる利用者がいなくなり良眠するようになった．
・水分摂取量が増えたら肺炎での入院がいなくなった．

1 ケアに必要な水分の知識

1）体内の総水分量と水の出入り

　"水は生命の源"とはよくいわれていることばである．実際に断食の修業を行っている僧侶でも水だけは飲む．水を飲まないと死んでしまうからである．この事実は，水が生命の存続と深く関わっていることを示している．また，生きているということは"活動している"ことでもある．たとえ横になって静かにしていても心臓や肺などの臓器は活動している．ということは生きるということは活動することであり，水は生命の源ということばは"水は活動の源"といいかえることもできる．

　この生命（活動）を可能とするために，私たちの体は大量の水を抱えている．それらを世代別に示すとおよそ次のようである．

乳幼児	体重の80%
成　人	〃　　60%
高齢者	〃　　50%

　年齢がすすむにつれて体内水分量は減っていく．これは成長のさかんな乳幼児と成人，さらに高齢者とではいわゆる新陳代謝が異なるからである．新陳代謝が旺盛な世代ほど体内水分が多く，つまりはそれだけ多量の水分を必要としていることを示して

いる．

　この多量な水分は，細胞の外と内に分布して存在し，その比率は1：2で，細胞の外にある水分（細胞外水分）は細胞の「快適環境」をつくり出している．

　細胞外水分は「血液」と「組織間液」に大別され，前者は血管内を流れ，後者は細胞と細胞の間を流れている．

　私たちの体の体温は，腋窩温（腋の下での計測）で36.5℃ほどだが，この温度が細胞にとってもっとも快適で機能を最大限に発揮しやすい．この温度にたもつには血液が大いに働き，低体温になると熱を体のすみずみまで運んで温め，高体温になると細胞から熱を運び去り皮膚から発散させる．これは水分（このうちの血液）が，細胞の快適環境づくりを行っている一例である．

　細胞内にある水分は，細胞が行う「代謝」にかかわっていく．水分なくしては代謝は行われず生命活動は途絶えてしまう．これらをまとめると次のようになる．

〈水の分布〉	〈比率〉	〈はたらき〉
細胞外水分 （血液，組織間液）	1 ：	細胞の快適環境づくり
細胞内水分	2	代謝活動

　私たちは外から食物などを体内に取り入れ，消化吸収し，細胞内で蛋白などの物質につくり直したりエネルギーに変えたりして生きている．この過程の中で不要となる物質（不要物，かつては老廃物とよばれていた）も生まれ，それを体外に棄てる必要が出てくる．蛋白質・アミノ酸などから生まれる尿素チッ素や，余分な糖やナトリウムなどは水に溶かして「尿」として体外に棄てる．尿は不要物を棄てるために排泄される．もし尿がつくられず排泄されなくなると（無尿または乏尿になると）「尿毒症」になって死亡する．

　細胞が代謝を行っているときには「熱」が発生する．これを放置すると蓄熱がおこり，体温が高くなって細胞の機能に影響がでる．細胞内温度が42℃になると細胞は機能を停止する．つまり死が訪れる．

　細胞内で絶え間なく発生する熱は血液によって皮膚に運ばれ，そこの汗腺から水分とともに発散させられる．これを「不感蒸泄」という．汗がスポーツなどで生じて"自覚される水分の発散"であるのに対して，不感蒸泄は自覚されない発散を意味している．その目的は熱を体外に棄てることにある．

　このほかに消化吸収後の食物残渣も便として体外に棄てる必要がある．食物残渣以外に腸の粘膜の脱落上皮（古くなって新しい上皮と替わったもの）や大腸菌など大量の腸内細菌の死骸も大便をかたちづくり，これをまとめるのに水分を必要とする．

　つまり，われわれの体は水の力を借りて不要物を体外に棄てており，もし水のはたらきがなければ生命の存続が危うくなるのである．

　しかし，水を体外に放出すれば体内水分は次第に少なくなって，生命活動に支障を

きたすようになる．それを防ぐために，水を取り入れる．その方法は，固形の食物からと飲水である（このほかに細胞内の代謝で発生する水分―燃焼水がある）．

このような水の1日の出入りを以下に示した[13]．

〈 出 〉	ml	〈 入 〉	ml
尿	1,500	飲水	1,500
不感蒸泄	700〜1,000	食事	700〜1,000
便	200〜300	燃焼水	200〜300

〔1日の水の出入り〕
注）ここに掲げた数値は研究者によっていくらかずつ異なるが，筆者の紹介するのは Marriot, H. L. が1951年に発表したものを基に整理したもので，気温28℃でデスクワーク程度の作業に従事という条件下での水の出入りである．

2) 水の活性化作用

体の中にある大量の水分は何のために存在するのかを考えてみよう．

答えは"細胞の機能を維持する"ためにある．私たちが「生命」とよぶものは「細胞の生命」のことである．なぜなら体は細胞の集まりだからである．細胞の機能が正常であれば，その集合体としての生命も正常に維持される．

では，細胞の機能が正常に発揮されるにはどのような条件が必要になるだろうか．その条件は次の2つである．

〔第1の条件〕細胞が必要とする栄養や酸素などが十分に供給されていること．
〔第2の条件〕細胞がはたらきやすい環境にあること．

第1の条件は，細胞は活動エネルギーを生み，同時に蛋白質をはじめとする物質をつくるところであり，そのための素材として栄養と酸素を必要としている．栄養は主に小腸で消化吸収されて，酸素は肺で取り入れられて細胞に供給される．

このような細胞のはたらきが円滑に行われるには，それに適した環境を必要とする．たとえば体温が低すぎても高すぎても細胞は生命を失う．腋窩温で35〜36度台が最適で，この範囲にたもつために血液が熱を運んだり，運び去ったりする．

体の中の水分は，水（H_2O）のほか電解質や栄養分などいろいろな物質が溶けて「体液」とよばれる．このうち，赤血球・白血球などを含んで血管を流れる体液を「血液」とよんでいる．

体液はpH7.4の弱アルカリ性にたもたれている*．これが酸性になると「アシドーシス」とよばれ，重病になると死にいたる．アルカリ性が強まると「アルカローシス」

---

*pH　ドイツ語読みで"ペーハー"．体液が酸性かアルカリ性かを示す．pH7.0は中性を示し，これより数値が小さくなると（例：pH5.0）酸性，大きくなると（例：pH8.0）アルカリ性を示す．

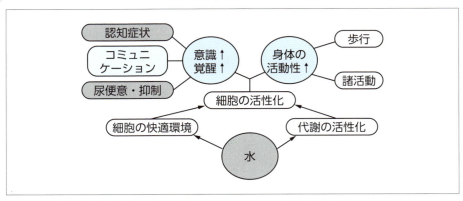

図11 水が細胞を活性化させ，身体と意識の両面を活性化させていく．

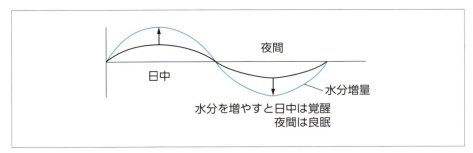

図12 水分は日中には覚醒させ夜間は良眠させる．

といい，同じことがおこる．アシドーシスの原因物質である水素イオン（H^+），アルカローシスの原因物質である二酸化炭素（CO_2）を血液のはたらきで細胞から運び出して腎臓と肺から体外に棄てて調節する．

　以上に述べたように，細胞が正常に機能できる環境はすべて水分のはたらきによってつくられている．水分は細胞のはたらきを支配し，その活性化も，逆に死にいたるような活動の低下も水分によって決まるといって過言ではない．

　これまでの水のはたらきをまとめると図11のようになる．この図は「昼間（または覚醒時）」を想定している．

　夜間の睡眠中の水のはたらきはどうなっているだろうか．

　介護施設（家庭でも）で職員（家族）を悩ませるのは夜間の「不眠」「不穏」である．しかしこうした状態は水分ケアがしっかりし，1日飲水量が1,500 ml に達すると経験上はほぼ100％みられなくなり，良眠，熟睡が得られるようになる（図12）．

　図11に示した効果は水分による細胞の活性化によるものとして理解できるが，夜間睡眠中にみられる効果のメカニズムは残念ながらいまのところわかっていない．睡眠中は副交感神経系のはたらきが活発になるので，それを促進する作用が水分にあるのかもしれない．

3）1日1,500 ml の水分は多いか—水は多いほどよい

　介護の研修会で1日の飲水のめやすは1,500 ml というと，"そんなに飲んでも大丈夫か""施設で実行しようとしたら看護師（ときに医師）からストップがかかった"という声があがることがある．猛暑の時期の熱中症騒ぎで，自治体などのよびかけに"1日1,500 ml の水分を"というフレーズが目につくようになっても，まだ"古い""根拠のない"考えを棄てきれない人たちがいる．

　重症の腎不全を除けば，1日に1,500 ml くらいの水分摂取はまったく問題なく，それどころか"水分は多くとるほどよい"ということが経験される．

　それは特別養護老人ホームを訪問したときのお年寄りたちの様子から感じとれる．

　筆者は，施設を訪問すると玄関ホールやデイルームあるいは廊下のコーナーなどでお年寄りと声を交わす．

　筆者のこれまでの経験ではおよそ次のようにいえる．

> ・1日平均水分摂取量が1,000 ml 以下の施設では，こちらの声がけ（こんにちは）に顔を向けず返事もしない（できない）お年寄りが目立つ．よくいわれる"コミュニケーションがとれない"状態である．
> ・1日平均水分量が1,300 ml かそれを超えるくらいになると，こちらのあいさつに"こんにちは"と返事が返ってくることが増える．
> ・1,500 ml を超え1,800 ml 以上くらいになると，あいさつのあと会話が成り立つようになるうえに，冗談まで出てきて笑い声が聞こえるようになる．

　気の合う人や職員・家族と軽口をたたいて笑いが出るような日常生活をつくり出したい．それには1,500どころか1,800〜2,000 ml ほどの水分を提供する必要がある．

　図11で示したように，水分は細胞機能を活性化するわけだから，水分が多いほど細胞は活性化するということになる．"多ければ多いほど"といっても筆者の経験では，お年寄りの飲める量は1日2,200〜2,300 ml くらいが限界で，この程度ならまったく問題はない．よくいわれる「心不全」や「低ナトリウム血症」での水分制限は，前者は誤った知識による迷信，後者は血液検査だけで判断してはならないといわれている低ナトリウム血症に関する無知によるものである（後にこれらの問題はやや詳しく述べている）．

表3 水分欠乏による障害
表の%とは体内総水分量に対する百分率である

1～2%	意識障害
2～3%	発熱・循環機能に影響
5%	運動機能（特に耐久力）低下
7%	幻覚の出現
10%	死亡

高齢者で体重の50%が総水分量とすると，仮に体重50 kgの人では25 kgで25,000 mlが総水分量となり，1%は250 mlとなる．

4）水は欠乏すると問題が生じる

　水分量で気をつけなければならないのは「欠乏」するとさまざまな問題が生じることである．

　表3はこれまでの研究でわかっている「水分欠乏による障害」である．ただしこのうちの1～2%で意識障害とは，何らかの研究で実証されたものではなく，水分が不足してくるとまず覚醒水準が低下してくる（ぼんやりしてくる）という実際場面での経験に基づいている．この症状は2～3%欠乏の発熱（多くは微熱）に先行して生じる．

- 2～3%（体重50 kgの人で500～700 ml）欠乏の発熱はほとんどが微熱で，不感蒸泄の水が足りなくなって体熱の発散が不十分になったためである．また循環機能に影響とは水分欠乏で血液が濃縮した状態になって流れが悪くなったと思えばよい．動脈硬化が進んでいれば脳梗塞の危険がある．高齢者の脳血管障害（脳卒中）のほとんどは脳梗塞で，明け方に多いのは睡眠中に飲水しないまま不感蒸泄で水分が発散し続け，明け方に水分欠乏がピークとなるからである．
- 5%欠乏では立ったり歩いたりできなくなり，転倒骨折のリスクが生じる．転倒骨折の予防は履きものなどよりまず第一は水分なのである．
- 7%欠乏でははっきりした幻視，幻聴などが生じ，認知症の例ではレビー小体型と誤解されやすい．幻覚があったらまず水分欠乏を疑うべきである．

5）水分欠乏が原因のひとつとなりうる他の障害

　表3では水分欠乏に関するこれまでの研究でわかっている事実を紹介したが，このほかにも水分欠乏が原因となりうる問題があるので，それらを述べておこう．

①歩行を含むすべてのADL：身体的活動（身体動作）は筋肉が関与する．この筋活動が水分欠乏でうまくいかないとADL障害の一原因となりうる．
②排泄：便秘は水分欠乏によっておこる最大の排泄障害である．水分欠乏は何日も排

便のない便秘とよばれる現象だけでなく，排便が生じてもその時間帯を不規則にする．要するに排便リズムを狂わせるものといえる．

一方，排尿における尿失禁の原因に水分欠乏があることが多い．このメカニズムは尿失禁の項で述べる．

③むせと摂食嚥下：咀しゃくや舌の動き（つまり口腔機能）は筋肉運動で，水分欠乏の影響を受ける．それとともに，水分欠乏はだ液の減少をおこし，円滑に飲みこめる食塊がつくれない．食塊形成がうまくいかないと食物片やだ液の一部が気管に入ってむせが生じる．

④認知症状：認知症のところで詳しく述べるが，認知症の症状（本書では認知症状と表記する）は認知力の低下でおこり，その最大の原因が意識レベルの低下である．

② 水分ケアの実際

高齢者に必要な水分をとってもらえるかどうかは重要な介護技術である．飲んでもらおうと思っても拒否される場合もあってなかなかうまくいかない，という介護職は介護技術が低いというべきである．

1）水分とは何か

これまで単に水分という言葉をつかってきたが，ここで水分に含まれるものをあげてみよう．まず水分とは，口から「飲む」という動詞で体内にとり入れる液体をいう．これには次のようなものがある．

> 水とよばれるもの：水道水，ミネラルウォーター，イオン水や水素水など
>
> お茶類：日本茶，コーヒー，紅茶など
>
> 果汁，ジュース，牛乳など：すべてのジュース，牛乳
>
> 「食べる水」：寒天ゼリー 100 g は胃で 100 ml の水分を放出する．おやつ代わりに食べて気分を変えてみる．
>
> 〔水分に含めないもの〕「食べる」という動詞で表現するものは含めない．スイカは水分が非常に多いが含めない．「みそ汁」は日本では「飲む」といわれるが，ミソスープを含めスープは「食べる」と表現されるのでこれも含めない．アルコール（ビールなど）は分解の過程で水を消費し脱水のもとになるので含めない．二日酔いは脱水と低血糖で生じる．

第3章　水分ケア─高齢者介護は水で始まり水で終わる

2）水分ケアのプログラム（ケアプラン）

水分ケアをきちんと行うには水を提供するプログラムが必要である．

①1日量

起床時から夕食時までの間に飲んでもらう量を決める．目標量の設定で，ふつうは1,500 ml とし，糖尿病や利尿剤内服の例は水分の排泄量が増えるので 1,800 ml とする．

②起床時が飲ませやすい

夜間は水分補給がないまま不感蒸泄がおこっているから，起床時がもっとも水分が欠乏している．ふだん水を飲みたがらない人でもこの時間帯なら飲みやすい．

③午前中に1日分の半量をめやすに

1,500 ml が目標なら昼食時のお茶を含めて午前中に 800 ml ほど飲んでもらう．こうすると午前中に"元気な"状態となって活動的になり，それがさらに水を飲ませやすくする．

④種類が多いと選択の幅が広がる

水と番茶だけでなくコーヒー・紅茶・中国茶（ウーロン茶など）．気分転換にもなる．

⑤昔の好み（お茶の種類）を生かす

なじみのお茶は飲んでもらいやすい．このほかに好みを聴いてケアに生かすと，この職員（あるいは施設）は自分のことに気をつかってくれる，と信頼感が高まる可能性がある．私たちの対人援助は相互の信頼関係が重要である．

③ 水分ケアと心不全―頑固な迷信

高齢者の水分摂取量を増やそうとすると，"心不全になるからやめよ"と中止を強制する看護師や医師がいる．

このような意見は間違った知識にもとづくものなのだが，一部には「頑固な迷信」となって適切な水分ケアを妨げ，結果的に脱水症だらけの施設をつくったりする．そうなると高齢者の ADL はひどく低下し，自立からほど遠くなることに彼らは責任をもとうとしない．

介護職は，いまのところ医師や看護師に"指示される"立場に置かれているが，正しい知識をもち医師や看護師とディスカッションできるようになっておきたい．

1）心不全とはどのような病気か

「不全」ということば（心不全，肝不全，腎不全）は，その臓器がもっている機能が

正常に発揮されない状態をいう．その原因には何らかの病気が潜んでいる．

心臓弁膜症による心不全，というように．

原因となる心臓の病気は何でもよい．ということは心臓の病気はすべて心不全の原因となりうることになる．

心不全には急性心不全と慢性心不全がある．

急性心不全は「急性心筋梗塞」によって心臓そのものがダメージを受け，その結果心臓の機能が急速に低下し，ときには短時間で死にいたることがある．

慢性心不全は，慢性的な心臓の病気を抱えているために心臓の機能が正常よりも劣っているところに，日常の動作（労作ということばが用いられる）がその機能を上まわった場合に，心臓はその労作に耐えきれなくなり，いろいろな症状が現れる状態をいう．そのときに心臓に急性心筋梗塞のような新しい事件がおこったわけではない．低下している心機能と労作との相対的な関係なのである．私たちでも激しい運動をすると心臓が苦しくなるが，そのときに心臓に何か病気が発生したわけではないのと同じである．ただし心臓のもとの病気が悪化して慢性心不全も重症化することはありうる．

心臓は血液を循環させている臓器である．体を動かしたり運動をすると，安静時よりも全身への血液供給を増やす必要があり，ふつうは心臓のはたらきを強めてその状態（血液需要の増加）に対応する．

心不全とはこの（全身が必要とする）血液需要に応じきれないことをいう．

心不全に対する治療の考え方は，ごく単純化していえば，心臓が循環させる血液の量が処理能力を越えて“多量”になって全量を循環させることができなくなったと考える．

血液量が“多すぎる”ことについてはそれを減らして心臓の負担を減らせばよいという考え方が生まれる．「水分制限」という考え方は，循環する血液量を減らそうという発想である．考え方としては間違ってはいないのだが，問題はその適応，つまり“どのような慢性心不全に水分制限をするのか”に問題がある．

2）ニューヨーク心臓協会の心機能分類

心臓に何らかの病気があり診断名がつけられている高齢者は極めて多い．虚血性心臓病，陳旧性心筋梗塞，不整脈，心房細動，狭心症，心臓弁膜症，心肥大…．

しかしこうした診断があるからといって日常生活に支障があるとは限らない．また，逆にこれらの心臓病のために家の中を動くことさえ苦しくてできないという重病の心不全の人もいる．要するに病気（診断名）による心不全の程度は，まったくない人から重病の人までさまざまであるということである．もとになる心臓病の診断名そのものは心不全の有無や程度を示しているわけではない．カルテを見て心臓病の診断があるから心不全として扱うというのはナンセンスなのである．

表4　NYHA（ニューヨーク心臓協会）心機能分類
（欄外の記述は著者による）

Ⅰ度	心疾患を有するが，身体活動に制限なく，通常の身体生活では疲労・動悸・呼吸困難・狭心痛を生じない．	── 軽症	水分制限不要という意見でほぼ一致している．
Ⅱ度	心疾患のため，軽度の身体的活動制限を伴うが，安静時には症状は認めない．通常の身体活動で，疲労・動悸・呼吸困難・狭心痛を生じる．	中等症	
Ⅲ度	心疾患のため，身体活動の著しい制限をきたし，安静時には症状は認めない．通常以下の身体活動で，疲労・動悸・呼吸困難・狭心痛を生じる．		
Ⅳ度	心疾患のため，いかなる身体活動を行う場合にも苦痛を伴い，安静時にも心不全あるいは狭心症状を示す可能性がある．少しでも身体活動を行うと苦痛が増加する．	── 重症	

　心不全があるのか，そしてどのような治療を行うのかという判断のめやすは，心臓病の診断名によるのではなく，心不全の程度（重症度）によってきめられる．心不全の程度とは心機能のことであるから，その心機能を分類する必要がある．表4は世界でもっとも権威ある「ニューヨーク心臓協会」（New York Heart Association, NYHA）の「心機能分類」で循環器病の世界では標準となっているもの，わが国では日本循環器病学会の「慢性心不全の治療ガイドライン」などでも用いられ，医学生でも常識となっているものである（表4）．

3）慢性心不全に対する正しい治療—重要なのは塩分制限

　ここで慢性心不全に対する正しい治療を知っておこう．

（1）心機能の状態によって治療が行われる

　まず第一に強調すべきは，治療は心機能の状態（軽度か重度か）によって行われるという事実である．このことは介護現場の実態に照らしていえば非常に重要である．

NYHAのⅠ度—軽症に水分制限は必要ない

　NYHAⅠ度の状態とは，要するに心臓病はあってもふつうの生活では「無症状」の人たちのことである．介護施設でも在宅生活者でもほとんどがこれに相当する．これらの人たち（Ⅰ度の人たち）には"水分制限は必要ない"ということで専門家の意見は一致している．

（2）行うべきはまず塩分制限である

　循環血液量を減らして心臓の負担をとり除こうとするときに，行うべきは「塩分制限」であって水分制限ではない．

特別養護老人ホームで，ほとんどの利用者が何らかの心臓病をもつという状況にあって，水分摂取量を制限せず，1,500 ml からときには 2,000 ml 近くをとってもらっていても，心不全になり入院する人がまずいないのは，これらの施設（特養ホーム，老健施設，療養型病院など）に管理栄養士がいて，食事の塩分制限（通常 1 日 6～7 g）を行っているからである．心不全の発生防止には塩分制限こそ主役であることを示している．在宅高齢者でもまずやるべきことは塩分制限であることはいうまでもない．

（3）水分制限は必要なのか

心不全における水分制限については次のような意見がある．

＊猪又は，心不全の患者に対して"何の疑問もなく水分制限を指示する医療者は多い"としたうえで，しかし心不全と水分制限に関する研究は世界にたった 3 つしかなく，しかもいずれも効果は実証されていない．と述べている[14]．つまり心不全における水分制限は"根拠のない指示"なのである．

＊同じ論文の中で，猪又は"高度な腎機能障害のない，軽～中等症の心不全では水分制限は「不要」である"と述べている[14]．

各国で出されていて臨床医の診療の支えとなっている「心不全診療ガイドライン」を見てみよう（表 5）．これらの要点を述べると，次のようになる．

＊軽症の慢性心不全には（水分制限）不要．―日本

＊水分制限はルーティンに行うものではない．―米国 ACCF

＊重症で 1.5～2 l/日（の水分制限），軽～中症では意味が少ない―欧州

＊高度の低 Na 血症（Na が 130mEg/l 以下），利尿薬と塩分制限でも水分が貯留する例では 1 日 2 l 未満に制限―米国 HFSA

また村田は，特集「慢性心不全における外来での水分・栄養管理のコツ」において，"…塩分制限のみが必要で，よほど重症（NYHA　IV度）でない限り厳格な水分制限は必要ない[15]．"（傍点は筆者）と述べている．

これらを総括して猪又は水分制限が有効なのは「重症心不全」「腎機能障害」「低ナトリウム血症」の 3 つが揃ったときであると述べている[14]．つまりこれ以外は効果がないうえに「脱水症」という高齢者にとってはおそろしい事態を招くだけなのである．

表5 各国の心不全診療ガイドライン．本文参照

国	学会	名称	年	文献	クラス・LOE	内容	他の関連記載
日本	日本循環器学会	急性心不全治療	2011	6)	記載なし		低Na血症患者では水分摂取を1日1.5～2 lに制限する．しかし，画一的な水分，摂取制限に臨床的な利点はない．
日本	日本循環器学会	慢性心不全治療	2010	7)	記載なし		軽症の慢性心不全では水分制限は不要である．重症心不全で希釈性低Na血症をきたした場合には水分制限が必要となる
米国	ACCF/AHA	心不全管理	2013	8)	IIa・C	ステージD，特に低Na血症患者では，うっ血症状を軽減するために水分摂取を1日1.5～2 lに制限することは理にかなっている	水分制限はルーチンに行うものではなく，利尿薬抵抗例や低Na血症に有効かもしれない．ただし，温暖もしくは乾燥地域での水分制限は熱中症のリスクがある
欧州	ESC	急性および慢性心不全の診断と治療	2012	9)	記載なし		重症の心不全例で1日1.5～2 lの水分制限を考慮するが，軽～中等症では意味が少ない．低Na血症では，低張水の摂取を制限する．30 ml/kg（85 kg以上では35 ml/kg）の体重換算水分制限は口渇を和らげる
米国	HFSA	心不全診療	2010	10)	I・C	血清Na＜130 mEq/lの高度な低Na血症では，1日2 l未満に水分制限する	水分制限はさまざまな背景因子で履行が左右され，一方で患者の精神的ストレスを助長させる．水分制限の対象となる利尿薬抵抗性に関し，塩分制限や服薬のアドヒアランスや他剤併用の影響，水分摂取過多などの要因を除外する
米国	HFSA	心不全診療	2010	10)	IIa・C	大量利尿薬投与かつ塩分制限にもかかわらず水分貯留のコントロールが困難な場合は，1日2 l未満に水分制限する	
カナダ	CCS	心不全管理	2013	11)	記載なし		記載なし

LOE：level of evidence

6) 循環器病の診断と治療に関するガイドライン（2010年度合同研究班報告）：急性心不全治療ガイドライン（2011年改訂版）．[http://www.j-circ.or.jp/guideline/pdf/JCS2011_izumi_h.pdf]
7) 循環器病の診断と治療に関するガイドライン（2009年度合同研究班報告）：慢性心不全治療ガイドライン（2010年改訂版）．[http://www.j-circ.or.jp/guideline/pdf/JCS2010_matsuzaki_h.pdf]
8) Yancy CW, Jessup M, Bozkurt B, et al : 2013 ACCF/AHA guideline for the management of heart failure ; a report of the American College of Cardiology Foundation/American Heart Association Task Force on practice guidelines. Circulation 128 : e240-e327, 2013.
9) McMurray JJ, Adamopoulos S, Anker SD, et al : ESC Committee for Practice Guidelines : ESC Guidelines for the diagnosis and treatment of acute and chronic heart failure 2012 ; The Task Force for the Diagnosis and Treatment of Acute and Chronic Heart Failure 2012 of the European Society of Cardiology. Developed in collaboration with the Heart Failure Association (HFA) of the ESC. Eur Heart J 33 : 1787-1847, 2012.
10) Heart Failure Society of America, Lindenfeld J, Albert NM, et al : HFSA 2010 Comprehensive Heart Failure Practice Guideline. J Card Fail 16 : e1-194, 2010.
11) McKelvie RS, Moe GW, Ezekowitz JA, et al : The 2012 Canadian Cardiovascular Society heart failure management guidelines update ; focus on acute and chronic heart failure. Can J Cardiol 29 : 168-181, 2013.

Fluid Management Renaissance, 5（1）：43（2015, 1）（猪又孝元．心不全治療に水分制限は必要か．）より．

（4）水分制限による弊害

　水分制限を主張する医師や看護師は，制限量として1日1,000 mlとか800 mlまでとすることが多い．

　このような量では確実に「脱水症」をきたし，活動性を失ってねたきりかそれに近い生活になり，覚醒水準も下がって1日中ボンヤリと過ごすことになるだろう．筆者にいわせれば，（心不全に対する）無知がもたらす不幸というべきである．

　水分制限は，高齢者の場合に腎臓の血流量を低下させて腎機能を障害する可能性があるから行うべきではないという意見もある．

　これらを合わせて総合的に考えると心臓病があるからといって，心不全を恐れて水分制限を行うのは“百害あって一利なし”といえそうである．

　NYHA II度以上になると心不全がはっきりしているので，循環器科に治療を任せることになり，塩分制限，水分制限などは実際上彼らの判断ということになる．

（5）塩分制限（水分制限）以外の治療

　慢性心不全は心臓の機能が弱いためにおこるので塩分制限などとともに“心臓の力を強める薬物療法”が行われる．古くから用いられているジギタリス系の薬が点滴または内服で用いられる．この種の薬剤は，心臓の拍動を強めて血液循環を活発化するとともに，利尿作用もあるため尿量が増加して循環血液量が減り心臓の負担も軽くするというすぐれた効果をもっている．

（6）BNPと心不全と水分制限

　“BNPが高いから心不全の可能性があり，水分制限せよ”という指示がくることがある（傍点は筆者）．

　BNP（brain natriuretic peptide，脳性ナトリウム利尿ペプチド）は心臓に負荷がかかったときに心臓でつくられる心臓ホルモンで，慢性心不全の存在を診断するのに用いられる．正常値は20 pg/mlで，200 pg以上になると心不全といわれる．

　ところが，BNPが診断に大いに用いられているのは中年世代で，高齢者については（心不全の診断的意義については）エビデンスがほとんどない．つまりBNPで心不全と診断するのは根拠のないことであると述べられている．これが日本でもっとも権威のある日本循環器学会を中心とし13学会による「慢性心不全治療ガイドライン（2010年版）」の公式見解なのである[16]．さらに，心不全の可能性＝水分制限という考え方が誤っていることもここにみてきたとおりである．

4）介護職の正しい態度

　心臓病をもっている「要介護高齢者」はきわめて多いのだから，それぞれの病気に対する簡単な知識とともに，それが利用者のふだんの生活にどのような影響を与えるか，ふだんの生活でどのような症状がみられるのかを知り，ここが大切なことだが，「日常生活の医学的アセスメント」を行わなければならない．

　具体的にいえば，慢性心不全という病気の概要を知り，治療とケアの核となるNYHAの基準があることを知り，日常生活に現れる症状を知ってその有無を観察する（医学的アセスメント）ことである．

　心臓に何らかの病気がある利用者が，①居室から食堂に歩いていく，または，②歩行不能者で入浴する，という場合に，「強い疲労感（を訴える）」「動悸（を訴える）」「息切れがしている」「胸のあたりが痛い，またはしめつけられる感じがある（狭心痛）」という4つの症状がみられたら，慢性心不全Ⅱ度以上ということになり，専門的治療の対象として医療機関を受診するようにしなければならない．

心不全の急性増悪（急激な悪化）

　ときには無症状で経過してきた高齢者が"突然"心不全症状を呈するようになることがある．病院に入院し，心不全として治療される人がこれに該当し，例外なく以前から心臓病の診断がなされている．

　この場合に症状はNYHAのⅡ度やⅢ度（ときにはⅣ度）へと急速に進展する．同時に「むくみ」や「食欲低下」が生じる．むくみは心臓が血液を十分に循環させられないために，血液が末梢に"たまった状態"になって生じるものである．また胃の血液循環が障害されることで食欲も低下する．

　むくみは体の中に水分がたまった状態になるため「体重増加」として現れる．このことは前述の4つの症状のほかに，心不全の急性増悪を知る有力な手がかりになる．一般に「1週間に2kgを超える体重増加」は急性増悪を疑え，といわれている．

　逆にこれらの症状が生じない場合には，慢性心不全Ⅰ度として，施設の場合にはそこでの食事の塩分制限のみで，様子を見るにとどめる．

　こうした判断とケアは，すべて介護職の知識にかかっていて，筆者は研修会で上の「疲労」「動悸」「息切れ」「胸のいたみ」の4症状を暗記するよう求める．

5）介護職によるリスク管理と水分ケア

　ときには，最近に慢性心不全の入院治療を行った既往があったり，その治療を終えて病院から入所してくる利用者もいる．

　筆者の経験では，こういう利用者のほとんどは，病院で治療した医師から，あるいは施設の医師・看護師から「水分制限」を厳しくいい渡される．多くの介護職はその

まま，たとえば 1 日 800 ml まで，などの制限に従う．その結果は脱水で ADL は低下し覚醒水準は下がって生活そのものがひどい状態になる．

入院治療の結果として慢性心不全は治ったのだから，引続き水分制限が必要なのか．退院は NYHA 分類で I 度（無症状）になって施設にやってくるから，水分制限は必要ないのだが，例の「頑固な迷信」をもっている医師や看護師は，生活が（脱水で）どうなるかも考えないまま安易に「水分制限」を"指示"することがある．

しかし，同時に利用者には心不全の急性増悪もありうるのだから，介護職が日頃の状態を観察アセスメントし，リスク管理しながら"段階的に"水分摂取量を増やしていく．

リスク管理に必要な事項

①動いたときの「疲労」「動悸」「息切れ」「胸のいたみ」という症状を知り，日常的に観察すること．

②急性増悪したときに生じる，むくみ―体重増加のチェック．体重計測は"毎日同じ時刻"（たとえば午前 8 時）に行う．時刻がちがうとそれだけで変動するからである．「定時体重」が 1 週に 2 kg 以上の増加があるときは，心不全の進行として水分増量を中止し医師・看護師に報告する（おそらく入院治療となる）．

③体重の変化が 2 kg 以下なら，徐々に水分量を増やしていく．筆者の勧めは，1 週ごとに前半に 100 ml 増量，後半にさらに 100 ml としていく．これを継続して 1,500 ml に達したら「水分増量計画」はひとまず終了とする（図 13）．

④このケアは医師と看護師と介護職のあいだで話し合い合意しておく必要がある．良識ある医療職なら理解してくれるし，よく学んでいる介護職への信頼感を増しその後の連携もとりやすくなる．

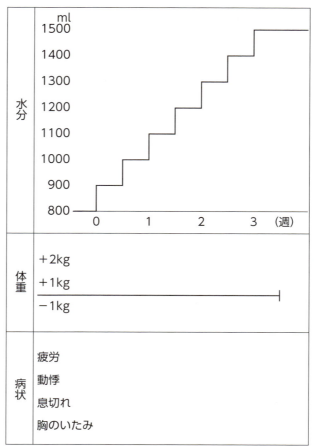

図13 仮に800 mlを提示された量とすると，1週の前半に100，後半に100と増加させ，体重を計測しつつ症状の有無を適宜記録していく．水分摂取中の体重と症状は医師，看護師に毎日報告する．

4 低ナトリウム血症と水分制限

"血液検査で低ナトリウム血症とわかったから水分制限をせよ"といわれることもある．この病気についても学んでおこう．

1）低ナトリウム血症とはどういう病気か？

体にとって不可欠なナトリウム Na^+ が少なくなった病気（血清ナトリウム135 mEq/l 以下）で「急性」と「慢性」がある．急性低ナトリウム血症は，たとえば長時間の激しい運動などでおこることがあり，適切な治療が行われないと死亡する可能性がある．

ここで検討するのは「慢性低ナトリウム血症」で，これは高齢者に比較的多く3〜6％にみられるという．症状が現れる場合には，疲労感から始まり頭痛，はき気，精神症状（うわごとなど）と重症化し，110 mEq/l 以下になると意識障害やけいれんなどの重い症状を呈する．しかし多くの高齢者は検査では低ナトリウムであっても，"症状のない"無症候性低ナトリウム血症といわれる状態である．冒頭のエピソードはこういう高齢者である．

　症状のない無症候性低ナトリウム血症だからといって何のリスクもないのか，という研究が行われてきた結果，低ナトリウム血症としての症状はなくても「転倒骨折」や「認知機能の低下」というリスクはあるといわれている．この点からいえば水分制限という指示は根拠があることになる．

　血液中の塩分（ナトリウム）がうすいから水分を制限して血液を濃縮し，塩分濃度を上げようというものである．ただし低ナトリウム血症といえども，大別すると（細胞外液の量の増減による）3つほどのタイプに分けられ，すべてのタイプに水分制限が必要というわけではない．およそ次のようになる[16]．

　　細胞外液減少タイプ　―　生理食塩水補充
　　細胞外液増加タイプ　―　利尿剤または基礎疾患（悪性腫瘍など）の治療優先
　　細胞外液正常タイプ　―　水分制限（15〜20 ml/kg/日）[注]
　　　[注] 体重 50 kg の人で1日 750〜1,000 ml までに制限．

　「水分制限」という指示にはこうした問題点があるが，たとえそれが"正しい"指示であったとしてももう1つの重大な問題を見逃している．
　"脱水の方がはるかにリスクが大きい"からである．主なものを列記してみよう．

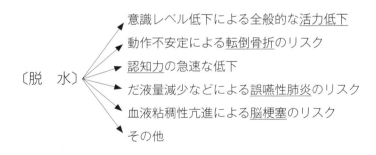

　このように両者のプラスマイナスを考えるなら，無症候性（症状のない）低ナトリウム血症はそのまま経過を見ていく，というのが最良といえる．どうしても血清ナトリウム値を上げたければ，水を制限するのではなく"食塩を摂取してもらうこと"を試みればよい．渡辺はこの方法でナトリウム値を正常化したと述べている[18]．

第4章

歩行―自立支援の鍵

はじめに：3つのエピソード

・歩けなかった利用者が介助して歩行器で歩くようになったら"トイレへ行く"といい出して間もなくおむつが外れた．

・歩行練習を重ねるうちにほぼ決まった時間帯に排便がみられるようになり，移動は全介助ながらトイレでの排便が可能となった．

・膝が90度の拘縮だったが介助して歩行器で歩くうちにほぼ正常に近い角度に改善した．

① 歩行をめぐる基礎知識

すでに歩行がADLの基礎として，歩ければ自立できるADLがほとんどであることを学んだ（7～8ページ）．

また，高齢者が歩けなくなる原因（メカニズム）は「運動学習理論」から考えていくと正しく理解できることも述べた（18ページ）．

歩けなくなるのは，脳における「歩くための制御機能」が崩壊したためである．

わかりやすくいえば歩けなくなるのは"歩き方を忘れた"ためであって，決して下肢の筋力低下などではない．

知っておくべき基本事項
①歩行は全身の協調運動

歩くためには倒れないように全身のバランスがとれていなければならない．これにはバランス維持の，末梢の神経から内耳，さらには脳のバランス維持システムが作用する．これらにコントロールされて，バランスをくずしたときには調節筋が働く．

歩行のバランスと下肢の動きをスムースにするために「上肢の振り」があり，これと体全体の動きと協調して脚が振り出されて前進していく．下肢の振り出しは「振り子運動」で，筋力を利用する運動ではない．

歩行中には膝関節などが固定される時期があるが，これは大部分重力（重心）と膝

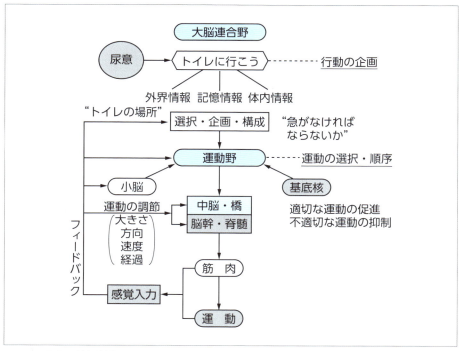

図14 運動の制御機構

関節内の靱帯（2本の十字靱帯）の固定力による．"大腿四頭筋の筋力4以上なければ膝折れがおこる"という説は間違っている．

歩行は体重心や体の傾き，重力による下肢の振り出し，ほんのわずかで瞬間的な筋肉の作用などで行われるエネルギー消費の極めて少ない運動であり，もし歩行が大きな筋力を必要とするならほんの数メートルで疲れて歩けなくなる．

②脳における運動制御機構

人の運動や動作における脳のはたらきをみてみよう．わかりやすいように，尿意を感じてトイレに行く，という場面を想定してみる（図14）．

〈大脳連合野〉　脳の最高中枢といわれている部位で前頭葉にある．ここは「外界情報」「記憶情報」「体内情報」をもとに"何をすればよいか"を決定する（行動の企画）．

いま例としている「尿意」は体内情報（膀胱に尿が溜まった）から生じている．体外情報は自分のいる場に関するもので，トイレに行ってもかまわない状況なのかどうかの判断のもととなる．

これらを総合して「トイレに行く」という行動が選択決定される．

〈前頭連合野〉　ここは大脳連合野の中心となる領域で，上に述べた決定を実行に移すべく，たとえば椅子に座った状態から"立ち上がり""からだの向きを変え""机に

ぶつからないように歩き出す"というように，トイレに行くという行動の全体を構成し，必要な動きを選択していく．その構成や動きが適切かどうかを評価するのが〈大脳辺縁系〉である．一般に大脳は末梢に指令を出し末梢はそれに従って動く，と考えられがちだが，そんなに単純なものではなくて，決定した行動を実行に移す段階で早くもチェックされ，修正が必要なら修正させられるのである．つまり運動とは調節と制御の積み重ねであり，その背後には複雑な制御機構が存在している．

〈運動野〉　俗に「運動中枢」とよばれる部位で，「一次運動野」を中心に，帯状皮質運動野（運動の選択），補足運動（運動の順序），運動前野（予期活動）がそれぞれの役割をもって参加する．（　）内の役割が示すように，ここでは具体的な「動き」が順序だてて実行に移される．

〈小脳と大脳基底核〉　運動野のはたらきによって実行される運動は，小脳と大脳基底核によってチェックされ必要な運動の制御が行われる．
　小脳は，運動の大きさ・方向・速度そして運動全体の経過をチェックし制御する．
　大脳基底核は，その運動がそのときの状況に合うかどうかをチェックし，状況に合う運動は促進し，合わない運動は抑制する．小脳と大脳基底核の制御は，前頭葉にある運動野に対するだけでなく，中脳・橋と脳幹・脊髄という，いわゆる下位中枢にもおよぶ．

〈感覚〉　小脳や大脳基底核は「運動系」に属する神経機構であるが，それに対する感覚系からの制御も非常に重要な役割をもっている．最終的に筋肉に伝えられた運動指令は，筋肉を収縮させて関節の動きとなって現れるが，制御はそこで終わったわけではなく，筋肉の収縮状況，関節の曲がり具合がモニターされ，前頭連合野がはじめに企図した運動と，動きの大きさや速度，なめらかさなどが合致しているかどうかが比較され，必要な修正が行われる．

　以上に述べたように，尿意を感じてトイレに行く，という単純な行動であっても，脳は全体として機能し，行動を企画し，運動指令を出して運動を行わせ，その一方でその運動をモニターし制御している．

③運動制御の発達と定着
　毎日くり返し行っている運動はなめらかで無駄のないものとなっている．またこまかい精密な運動もはじめは時間がかかったり，できなかったりするが，くり返し行っているうちに次第にできるようになり，やがてはすっかり上手になる．
　これは同じ運動をくり返すうちに，脳の制御が次第に緻密になり，運動のスピードもあがり，無駄のない動きとなっていくからである．

つまり脳が学習していくことを物語っている．やがてはその運動をいつ行っても同じようにうまくできるようになる．脳における制御があるレベルに達してそのレベルが定着したのである．このように定着しいつでも同じようにできる状態をつくり出している脳の制御機構を「記憶回路」とよんだりする．あたかも記憶された回路のように運動のときにはよび起されて制御機能を発揮する，というわけである．

私たちはピアノやヴァイオリンを練習し上手になっていく過程にこのような脳の運動制御の発達と定着を知る．

楽器だけではなく，乳幼児が，立って，歩きはじめ，次第に歩きかたが上手になっていく過程も同じことである．私たちが"上手に"歩けるのは，その成果なのである．

運動制御の発達を"動き"からみると，はじめその動きは"粗大"でなめらかさを欠き注意の集中を必要とする．練習を重ねるうちに動きは次第に緻密になめらかなものとなり，必要な注意力も小さくなっていく．これを一般に「運動学習」とよぶ．脳がその運動を学習していったのである．

④運動制御の衰退

いったんあるレベルにでき上がった運動もその運動を休んでいると制御機能が衰退し，その結果として目的の運動が遂行不能となる．

ピアノを弾かないでいると下手になる，のとまったく同じことである．

高齢者にかぎらず，1〜2日病気で寝ていて，いざ立って歩こうとすると，体がふらついてバランスを失いかける．これは安定した姿勢をたもつ制御機能が1〜2日の安静で，つまり使用しないでいたら，はやくも機能低下を生じてきたことを示している．

1〜2週間安静にしていて，いざ歩こうとすると，バランスを失って倒れるか，倒れないまでも歩き方がまったく拙劣になる．具体的にはなめらかさを欠いた，ヨチヨチ歩きで，一歩ごとに注意力を必要とする．

これは脳の制御機能が一段と衰退したことを示し，実際にこのまま安静（つまり立ったり歩いたりしない状態）が続けば，脳の制御機能はさらに衰えて"歩けなくなる"ことが実感される．

安静や不使用・不動による機能の低下を「廃用症候群」といい，筋力低下や関節拘縮などが取り上げられるが，廃用症候群の本態は「脳の制御機能の衰退」であることを正しく知っておこう．

脳の制御機能のもとでの関節運動の強さを筋力とよぶ．筋力低下や関節拘縮は脳の制御機能の衰退の結果なのである．

⑤学習理論と自立支援

このような，運動学習のメカニズムからの正しいとらえ方は，安静と廃用症候群によって「ねたきり」となった高齢者を再び自立させるときの正しい方法論を導き出す．

これまで，そして本章の冒頭でも述べたように，安静で歩けなくなるのは「脳の制御機能の衰退」であるから，再び歩けるようにするのはその制御機能の再構築をすればよいことになる．

その再構築は，"ピアノを休んでいて下手になった人が再び上手になる方法"，つまり「ピアノを練習する」以外にはなく，この方法によって合理的に上手くなるのである．

歩けなくなったら歩く練習をする，ということである．

荒唐無稽な「筋力低下説」

　安静で歩けなくなった高齢者の歩行不能の原因を「筋力低下」と主張する人たちがいる．たしかに個別の筋力テストをやると弱くはなっている．しかしこのことと「歩行不能」ということとは別物である．実際に筋力低下を主張する理学療法士で，それなら「筋力強化訓練」をきちんと行うかというと，そのような理学療法士にお目にかかったことがない．

　筋力強化には，その筋の最大筋力の 60％の負荷で少なくとも 30 回程度の強化訓練を必要とする．最大筋力は実際上計測できないために，"1 回だけはできる最大の抵抗運動（1 RM）"で代用する．しかしこれを計測して正しい筋力強化訓練に臨む理学療法士にもお目にかかったことがない．

　「歩行に参加する下肢の筋肉」とはすべての下肢筋である．股関節だけをとっても，屈曲，伸展，外転，内転，外旋，内旋，さらに膝には屈曲，伸展，足関節にも背屈，底屈と 10 種類の関節運動がある．この 1 つひとつについて，最大筋力の60％で，ねたきりとはいえ数十 kg の負荷でそれぞれ 30 回くらいずつ運動を行っていく．こんな風景を見たことがあるだろうか？　実際に実行しようとしても体力の弱い高齢者では絶対に不可能であることも容易に想像できる．

　安静ねたきりの原因は筋力低下であるという主張は，誰もたしかめたことがなく，きちんとした筋力強化訓練で回復を裏づけたわけでもなく，筋力強化訓練すら実行したことのない，要は無責任な「放言」のたぐいのことである．

---

② 要介護 5（または要介護 4）の歩けない，歩いていない高齢者を歩かせるための歩行練習

このような方々は日常生活（特に施設）では車椅子を使って，多くは介助されながら生活している．しかも一口で「歩行不能」といっても実はさまざまであることがわかる．

1）車椅子の使用状況による歩行練習の選択

どのような歩行練習を行うかを決める簡単なアセスメントである．

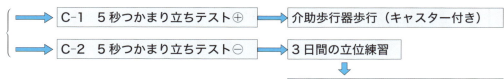

(解説)
　Aタイプの人は数歩とはいえ"歩いている"のだから，そのまま歩く練習を行う．安易な車椅子利用は，歩行のもつ心身へのすぐれた影響を奪うものである．
　Bタイプの人は，ベッドから車椅子などへの移乗に際して"立てる"のである．「立てる人は歩ける」ので，歩行練習を行う．
　Cタイプは移動に全介助の人で要介護5の人ではもっとも多くみられる．このタイプにはもう1つアセスメントを行う（5秒つかまり立ちテスト）．

5秒つかまり立ちテスト

　全介助でよいから手すりの前まで利用者を運ぶ．手すりにつかまってもらい，そこに立たせてから，介助者は介助の手を離す．

　その後5秒間，何とか床にくずれ落ちずにふんばっていられれば，そのまま介助で歩行器歩行に移行する．

　長期の寝たきりの人の場合の歩行器歩行には介助者は二人必要なことが多い．一人は"腰くだけ"にならぬよう腰帯をつかんでいる係で，もう一人は足を前に押し出す係である（経験を積んだベテランになるとこの二役を一人でこなすことができる）．

　5秒つかまり立ちテストは，その場で「介助歩行器歩行」に移行できるかどうかを知るためのものである．これまでの経験からは，このテストに合格する人は全例歩けるようになる．"立てる人は歩ける"という事実は，「つかまり立ちのできる人は歩ける」ということにも通じる．

C-2の人たちには

　C-2の人たちには3日ほど介助つかまり立ちの練習を行う．強調すべきなのは，3日ほどで"立つ練習"はやめて次の段階である〔介助歩行器歩行〕へ移行することである．こういえばすぐわかるように，この3日間の立位練習は「立位能力」を獲得することを目的とはしていないということである．あえていえば長く忘れていた，歩行

運動の一部である「立つ」という行為を体験し思い出すのに手助けするというだけのことと理解しておく.

　特養ホームや老健施設などで，何日も何か月も「立つ練習」を，ベッドサイドで，トイレ内の移動のとき，あるいは平行棒につかまって行っている風景を目にするが，これらのマンネリ化した練習は何の成果も生まない. このことはスタッフがよく知っている.

　立つ練習をするだけなら，いっそのこと介助で歩かせてしまう，という考え方をもつのもよい.

2) 歩行練習の原則

歩行器を使用

　"歩行練習"というと平行棒を使うイメージが強いが，平行棒内を，たとえ介助でも歩ける人なら何の苦労もない. 先のAタイプかBタイプの人のように，ただちに歩行器で，平行棒の中ではなく，食堂やデイルームやトイレなどつまり生活の各場面で歩いてもらえばよいだけのはなしである. これは，平行棒内歩行が下肢の支持力に加え，上肢の支持力も相当に強くなければ不可能だからである.

　先に述べた"5秒つかまり立ち"がようやくできる人，あるいはそれもできない人では，"支持力のもっとも大きい補助具"を必要とする.

　U字型歩行器の上面（胸あての部分）は，上体の重みを支えてくれる. 両方の腕を乗せ，その上に上半身をもたせかける.

　長期間歩いていない人は，下肢だけではなく全身の支持性が失われている. だから全身を支えてくれる補助具が必要なのである.

　歩行器のよい点は支持性が高いことに加え，弱い高齢者は自然に体をもたせかける. そのことによって歩行器は前方に滑り出していく. その結果，引きずられるように足が前に動いていく. キャスター付き歩行器を用いるのはこの作用を予想してのことである.

　歩行器の移動に引きずられるように前方に出ていく足（下肢）は，両足同時にということはなく，片足ずつ交互に動いていく. それは他動的な（そして原始的な）歩行運動である. しかし数日もすると，足は引きずられて前に出るのではなく，歩行器の移動に合わせて主体的に前に運ばれるようになる. そして日を追って歩行らしい歩行になっていく.

　練習によって歩行パターンができ上がっていくのである.

　また歩行器のよい点は，そのままADLの歩行補助具として（訓練用ではなく）使えることである. そしていわゆる"シルバーカー"への移行も円滑で，シルバーカーになれば外出にも用いられる.

1日のうち回数が多いほど進歩も早い

歩行練習は，すでに述べたように運動学習の理論による，"忘れていた歩行を思い出す"もので，運動学習の三原則に従えば，歩くこと，回数多く歩くこと，練習量（歩行距離）を多く行うと進歩が早い．

1日の中での歩行練習は，①ADLを利用することと，②その他に歩く練習を設ける，という2つの方式をとり入れるとよい．

"途中まででもいいから食堂（デイルーム，トイレ）に歩いていこう"というやり方で，ADLを練習の機会にする．これは歩く動機をつくるのに最適である．

ADLのほかに，午前と午後の少なくとも各1回は"歩く練習"を行う．場所は廊下で十分である．

必要に応じて2人介助から

体を支え，足を押し出すために2人介助が必要ならそれを行う．実行してみるとわかるが，ほとんどは2人介助から1人介助に，見守りにと進歩していく．

長期寝たきりの例でも2〜3週間で軽介助歩行器歩行になる例が多い．

3）やってはいけないこと（禁忌），または無駄なこと

手引歩行

特養ホーム等の施設でよく見られる手引歩行は，歩行能力の進歩には役立たない．歩行は"両下肢で全身を支えながら前進していく運動"である．この前進成分を他人が奪うことになってしまううえに，手を引く係がいないと歩けないとなって自立とは遠ざかることになってしまう．手引きで歩けるなら歩行器や杖で歩くのは容易で，要は介護側の考え方（自立意識の有無）の問題である．

関節可動域（ROM）訓練

歩けない人では下肢に拘縮をきたしている場合が多い．このことと，歩くという運動をしないから拘縮の発生・悪化を招くだろうとの考えのもと，特に理学療法士からベッド上でのROM訓練が指示または助言されることがある．ベッドと車椅子の生活をそのままにしていてROM訓練をしても，拘縮の改善も予防にもならない．つまりエネルギーの無駄になるからやらない方がよい．

寝がえり，起き上がり，立ち上がり訓練

これらは脳卒中などの初期（機能回復期-発病から6カ月ほど）に行う訓練で，脳卒中でもそれ以降では何の成果もない．ましてや脳卒中でもない老化で運動能力を失ったような例に何の効果もない．これもエネルギーと時間の無駄だからやらない．

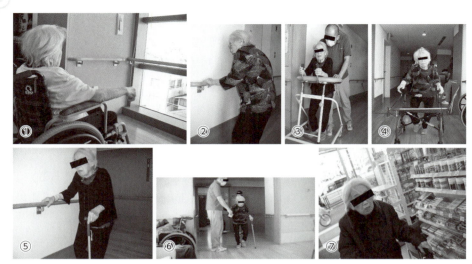

図15　93歳女性，要介護5
①数年間の在宅生活の後，今日ようやく特養ホームが空いて入所できた．全介助，おむつ使用．
②さっそく「5秒のつかまり立ちテスト」→合格．
③ただちに歩行器での介助歩行練習．スタッフが右大腿で女性の腰を支えている．
④3カ月後には歩行器で屋内歩行自立．おむつは入所後1カ月で不要に．
⑤杖とつかまり歩きの練習．
⑥介助があれば杖で歩行可能に（歩行外出の準備）
⑦5カ月後には歩行器でスーパーに買物に．
⇒ 在宅復帰　ADLは入浴以外すべて自立

平行棒内歩行訓練

　リハビリテーション（以下リハ）病院では，脳卒中の回復期（発病〜6カ月ほど）や骨折の術後にはよく行われる．しかしこの訓練は，①毎日，②段階的に歩行距離を伸ばし，③平行棒から杖歩行などの屋内（平行棒外）歩行へ，④屋外歩行へ，と発展的なプログラムの出発点として行われてはじめて効果がある．週に1〜2度の平行棒内訓練や発展的プログラムをもたないものに成果は得られないし，実用化も得られない．以上の諸点に留意した要介護5の例を図15①〜⑦に示す．

❸ 下肢（膝・足関節）の拘縮と歩行練習―拘縮は歩くことでよくなる

　膝が90度の屈曲拘縮を生じていたり，足関節が45度以上の尖足となっていたりすると，"歩くのは無理"と諦めてしまう．筆者もかつてはそうだったが，自立支援介護を実践し，軽い拘縮は歩行練習を行ううちに治ることを発見し，次第にエスカレートして重度でも治ることや，尖足も同じことだと経験していった（図16①②，17①②）．

　拘縮は廃用症候群の代表格の1つとされてきた．その廃用症候群は（もう1つの代表の筋力低下も）変化する（つまり治りうる）ものであること，そして大切なことはそれらを治すのは局所の（例えばROM訓練のような）「訓練」ではなく，「ふつうに

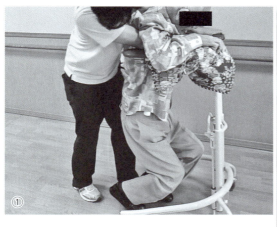
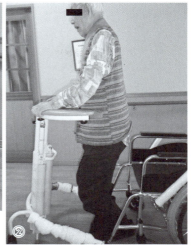

図16　87歳男性，要介護5
①両膝は屈曲拘縮と支持性をすっかり失っている．介助歩行器歩行練習を行った．
②半年後．腰はかなり伸び，自力で歩行器歩行ができるようになった．

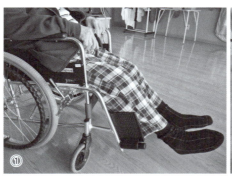
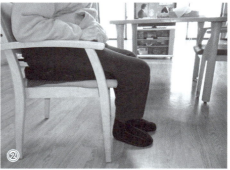

図17　86歳女性，要介護5
①長期のベッド生活で膝は伸展したまま曲がらない（伸展拘縮）．
②半年後．膝は90度に曲がるようになった．治したのは歩行練習である．

使用する」ことであることがわかってきた．
　使わなければ廃用症候群が発生し，使えば正常に戻っていく，ということである．あるいは次のようにいうこともできる．

　"機能はそれが使われている状態に合わせていく．"
　これが廃用症候群の本質といえよう．

- 施設で車椅子のみの生活をしていると，膝は90度の拘縮になっていく．これを筆者は「車椅子拘縮」とよぶ．
- このような例に歩行器と介助による歩く練習を重ねていくと，次第に膝は伸びて軽度拘縮とよばれる範囲の角度に収まり，歩行可能となる．

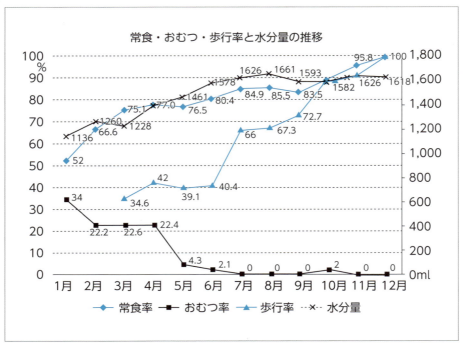

図18 歩行率100%某特養ホームの経過
この施設の平均要介護度は4.0，計60名．2015年3月から全員歩行を掲げて取り組み，9カ月後の12月には達成している．歩行率が上がるにつれておむつ率は下がり，おむつゼロも達成している．

　車椅子への移乗に立つ程度の車椅子生活では，膝を伸ばす機会はほとんどないから，膝は必然的に腰かけ座位のかたちになっていく（屈曲拘縮）．しかし歩くには，膝はまっすぐ伸びた状態を求められる．運動学習の神経メカニズムたる運動制御機構はすでに述べたように，"歩くために膝を伸ばす"という要求は，膝を伸ばす筋肉（大腿四頭筋）への活動指令から，角度検出を行う感覚神経からの要求や，反対側の下肢からの情報など，要は歩行に関連する全神経機構から発せられると考えなければならない．もしそうでないならば，歩行時の過重は膝を曲げる力として作用するから，歩いているうちに膝の拘縮が伸びてくるという事実は説明できない．歩行は，それを達成するために膝をまっすぐ伸ばすということを，歩行関連全神経筋機構を動員して行わせていくのである．だから写真（図16, 17）のような事実が，歩く練習の中から生まれてくる．

❹ 特養ホームの介護での成果

　これまで述べてきた歩行への取組みは，リハ病院やリハ専門職が行ってきたものではない．残念なことに彼らには老化や廃用症候群の強い影響を受けて歩行能力を失った高齢者に対して，歩行能力を再び獲得するための「理論」がなかったからである．

脳卒中の新鮮例（発病〜6カ月の回復期）や骨折後の歩行練習の方法では，ここで問題としているような事例にはまったく通用しないことは明らかである．ここで述べている理論や技術はすべて特養ホームの「施設介護」の到達した成果である．

　いまでは歩行率100％の特養が次々に誕生しはじめている（図18）．

第5章

排泄（1）─排便

「下の世話になるくらいならポックリ死にたい.」

　要介護高齢者にとって，排泄の問題は他の ADL とは比べようもなく深刻である．要介護といえばねたきり，ねたきりといえばおむつが連想されるように，これは要介護高齢者の象徴のようにいわれている．

1 排便─おむつからの自立，おむつ外し

　おむつは排便のためにだけ用いられるものではないが，ここではあえて「排便」を処理する用具としてのおむつに限定して議論を進めていく．これからしばしば登場する「おむつ外し」とは，第一義的に排便をトイレまたはポータブルトイレで行うことを意味する．

　このように排便とおむつにこだわるのは，排尿をおむつやリハビリパンツで処理する場合に比べて圧倒的に影響が大きいと思われるからである．

1）排便・おむつの弊害

（1）人間としての存在そのものへの侵害

　介護力向上講習会*で「おむつゼロ特養」が誕生しはじめ，その数が5〜6カ所となったときに，おむつが外れた利用者に，おむつをしていたときの感想を聞いてもらった．全部で 20 例ほど寄せられたが，以下はそのうちの 1 例である．

---

*全国老施協「介護力向上講習会」：全国老施協は，介護の質の向上を図ることを掲げ，平成 16 年度より全国の特別養護老人ホームに呼びかけて標記講習会を開催している（現在は「科学的介護実践講習会」に名称変更）．当初は 1 県または 1 政令都市につき 1 施設から主に介護職 1 名の参加者で，講習会そのものは年に 6 回，1 回は 2 日間というスケジュールで年間を通した系統的なプログラムを組み，基礎知識・理論・技術を学びつつ事例検討を重ねていくという方式がとられた．この内容は今でも変わらない．プログラムの概要は「身体介護」「認知症」「胃ろう外し」を 3 本柱とし，身体介護の象徴として「おむつゼロ」を目標とした．平成 26 年度からは東京での中央研修から各県（ブロック）老施協による「分校」方式に転換し 20 県・地域に広がり，合計で年 400 施設，約 1,000 人ほどが受講している（平成 28 年度は 14 県・地域）．その成果である「おむつゼロ特養」達成施設数は平成 28 年 3 月現在 102 に達し，新しい，専門性の高い介護の開拓と発展に大いに寄与している．

この方は84歳女性で要介護5の方で，おむつとADL全介助である特養ホームに入所後，その特養ホームがおむつゼロを目指していたのが幸いして，入所後間もなくおむつが外れ，つかまり歩き・歩行器歩行が可能となった．しかし残念なことにその後に体調をくずし入院となったところで再びおむつをあてられた，という一例で，文中のおむつとは，この特養ホーム入所前のことではなく，"病院でつけられたおむつ"のことを指している．

---

a．おむつをしていた頃はいまからみてどのように感じますか．

「病院でおむつを使っていた頃は，早く死にたいと思っていた．自分は，何にもできない人間で，何もかもよそ様の世話になってばかりいる．生きている価値なんてないなと．それに，便が出る感覚は分からなかったけど，出た後の嫌な感触は分かる．早く交換して欲しいけど，すぐに来てはくれないし，もう諦めていた．いま思い出すと自分のことじゃなかったように感じるし，あまり思い出したくない．」

「私は，おむつをしたくなかった．でも，病院の看護婦さんのことを考えると，忙しそうで無理は言えなかった．『今日から，おむつです』と言われて従うしかなかった．他の方もおむつを付けているようだったから，私だけ『トイレに行きたい』ってワガママは言えなかった．今，考えると，なんで『トイレに行きたい』って言わなかったのか自分でも不思議に感じる．」

b．また，おむつをすることになったらどう思いますか．

「絶対にイヤだ．トイレで用を足すほうが良い．おむつに便をするくらいなら，ボケてしまった方が気楽かも．」

「きっと限界まで我慢するだろう．できるなら，職員さんがトイレに連れて行ってくれる病院や施設に移りたいと思う．」

平成23年3月15日
特別養護老人ホーム　S
フロアリーダー　A．Y

この方のいっている「死にたい」「自分は生きている価値がない」という感情をどのようにいえばいいのだろうか．

「尊厳」という言葉は福祉によく登場するが，これは相手を"尊い""おかしがたい"とみる第三者側の見方である．

"自分が自分をどうみるか"という領域の言葉に「自尊心」がある．文字どおり，自分は尊い存在であると（自分が）思っている，あるいは自分が生きていることはよいことであるとして肯定していることをいう．

おむつをあてられた人の感情は，自尊心のまったく逆である．しかし"おむつは自尊心を奪う"といっては，先にあげた利用者の悲痛なさけびには物足りないように思う．かえって，直接的に"おむつは人から生きる価値を失わせる"とでもいうほうが事実に近いように思う．

いずれにせよ，おむつは人間の存在に深刻な影響を与える．これが第一のおむつの弊害である．

(2) 自分で対応できない不快感

おむつをしている人の大半は「便意」を失っている（まだ便意がある人も時間の問題である）．便意がなければ，出た便がおしりについて与える不快感も感じないと受けとられがちである．これがとんでもない誤解で，便意がなく，便が排出される感覚もわからないが，出たあとの"嫌な感触"はわかる．直腸や肛門の排出感は失われても，陰部やおしりの皮膚感覚は正常に残っているからである．

しかもこの不快感は，体をずらして不快の元から逃げることもできず，手を伸ばして始末することもできず（いずれの方法も事態を悪くする），ただひたすらスタッフによるおむつ交換を待つしかなく，この方のいうように諦めるしかない．

(3) おむつかぶれ

不快感は便の直接刺激だが，おむつ使用は多くの人に「おむつかぶれ」をつくる．その割合は約4割に達するという．ただ痒みだけで皮膚には肉眼的な変化はない例から，かきむしったあとに感染を起こして膿が付着しているような重症のものまでさまざまである．

これらの皮膚炎の原因は，おむつが便と尿を同時に処理する用具であるためである．排尿は単独で起こっても，排便のときには同時に排尿も起こる．排泄された尿と便の一部はおむつの中で混じり合う．すると（尿中のアンモニア成分によるといわれている）その尿・便混合体は強いアルカリ性をおびるようになる．pH8という強アルカリ性に達するといわれている．この液が皮膚につけば，皮膚はやけどをしたようになる．少なくとも"荒れた状態"にはなるだろう．これが皮膚炎とよばれる．おむつかぶれの正式な呼称は「接触性皮膚炎」で，接触性とは（皮膚への）刺激性をもった物質との接触が原因という意味である．

(4) ほぼ必発する尿路感染

おむつを使用している要介護高齢者の尿路感染の研究では，約80％に尿路感染（膀胱炎と思えばよい）が認められた．そして感染の原因菌はほぼ100％大腸菌であったという[19]．

大腸菌は便の中にしかいない．それが排便で外に排出され，便から直接尿道に侵入，またはおむつを経由して尿道に侵入して尿道を上行して膀胱に，というルートを通る

のであろう．

　以上が排便・おむつの弊害で，この弊害から逃れ，生きる価値ありとの自己認識を回復させ，排便後の不快感と痒みのない生活に戻り，排尿時の不快感を解決するためにはただ１つの方法しかない．

　おむつを外すことである．ここに利用者本人に対するおむつ外しの大きな意義がある．このほかにおむつ外しはそれに必要な知識と理論を学び身につけることで，介護職の「専門職化」に大きく貢献する．

2）大腸の機能

　おむつ外しを合理的に行うための基礎知識の１つとして，まず大腸の機能をみてみよう．

　大腸は小腸と異なって食物の「消化」と「栄養の吸収」作用はない．あるのは以下の３つの作用と考えておけばよい．

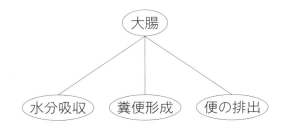

　口から食べた食物には，だ液，胃液，小腸での消化液が合計８〜１０ l 混ぜ合わされる．この大量の液体はまず小腸で６〜８ l が再吸収されるが，大腸に到達してもまだはじめはドロドロの流動体で，ここから１〜２ l の水分が吸収されつつ，一塊の便がつくられる．便秘でもなく下痢でもない"正常な"便の水分含有量は７０〜８０％である．参考までに便の性状と水分含有量（％）との関係を以下に示す．

	〈水分〉	
便秘状態	６０％以下	うさぎの糞のようにコロコロした便
	６０〜７０％	かたい便
"正常"	７０〜８０％	
下痢状態	８０〜９０％	やわらかい下痢
	９０％以上	水様便

　便の性状はその水分含有量で決まることに注目したい．"便秘を治すのに水を飲む"必要があるのはこのためである．

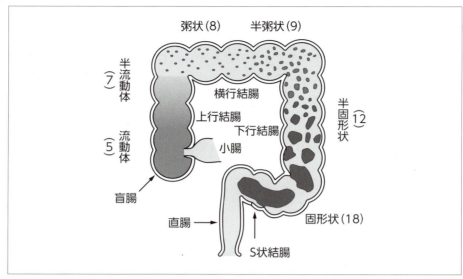

図19　大腸内の食物の性状と到達時間．（　）は到達時間．便はS状結腸に貯えられ，直腸には排便のとき以外には便は存在しない．

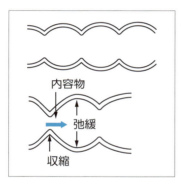

図20　腸の一部が収縮して内容物が押し出されるように移動する．これが順序よく先へ先へと進んでいく．この進行方向が逆になったものを逆ぜん動といい，嘔吐するときにみられる．

　大腸は，小腸からまず盲腸になり，上行結腸，横行結腸，下行結腸と続きS状結腸，直腸にいたる．口から食べた食物が各部に到達する時間と食べ物（糞便といってもよい）の性状は図19に示したとおりである．最終的に一塊の固形状の便となって収納されるのはS状結腸で，ここまでに（食べてから）18時間ほどかかり，食物内の水分1〜2 l が大腸壁から吸収されていく．

ぜん動と大ぜん動

　大腸内の内容物（食物）の移動はぜん動によって行われる．ぜん動とは図20のように順序よく収縮と弛緩をくり返すもので，この順序が逆になると逆ぜん動といい，嘔吐などにみられる．
　このぜん動運動が強くおこる場合を「大ぜん動」といい，1日に1〜2回にわたり，横行結腸からS状結腸にかけておこり直腸に便を押し出し，排便へと移行する．この大ぜん動は口から食物が胃に入ったときも胃・大腸反射（または胃・結腸反射）とし

ておこる．朝食後に排便する人が多いのはこの反射の影響である．

　大腸の機能はふだんのぜん動の働きによって支えられており，このぜん動は歩くことで刺激されている．"運動不足は便秘の元"といわれる根拠はここにある．

　ぜん動が弱いと，大腸は動きの乏しい，力を失って弛緩したようになり便秘となる．この便秘を「弛緩性便秘」とよぶ．高齢者の便秘のほとんどはこれである．

腸内環境―善玉菌と悪玉菌

　大腸は，小腸で消化吸収されたあとの食物の"残りかす"が水分吸収を受けながら長時間にわたり滞在しているところで，そこでは当然のことに腐敗やそれによる老廃物やガスの発生，大腸内の酸・アルカリ度（pH）の変化などがおこる．これらを「腸内環境」とよび，腸内環境の悪化は大腸にも人体にも悪影響を及ぼす．この腸内環境に大きな影響を及ぼすのが「腸内細菌」である．腸内細菌といっても小腸には少なく（十二指腸は無菌で下に行くにしたがって増える），大腸には100種類100兆個の細菌が存在している．腸内細菌とは大腸内細菌のことといってよい．

　この腸内細菌は分解されずに大腸まできた食物の残りかす（主に食物せんいだが，蛋白などもいくらかある）を分解（腐敗または発酵のどちらか）し，一部は吸収しながら質のよい糞便づくりを行う．

　大腸内には善玉菌と悪玉菌のほかに日和見菌（ひよりみきん）がいて，それぞれ腸の粘膜を包むように存在し，そのかたちがお花畑のように見えることから腸内フローラ（腸内お花畑）と優雅なよびかたもされている．腸内環境の改善や悪化とは，善玉菌と悪玉菌のバランスによるもので，相対的に善玉菌が優勢になると腸内環境は改善する（良くなる）．逆になると悪化する．善玉菌と悪玉菌のどちらかが優勢になると，優勢な側と同じ作用を行うようになる菌があってこれを日和見菌という．善玉菌：悪玉菌：日和見菌の割合は2：1：7で，日和見菌を味方につけた方が一段と優勢になる．

　「善玉菌」は大腸内の物質を発酵させ（これを腸内を発酵環境にするという），乳酸，酪酸，酢酸などを産生する．これらは免疫の活性化や感染防御など健康や生命維持に役立つほか，腸粘膜の再生やぜん動促進にも役立っている．善玉菌の代表は乳酸菌，ビフィズス菌で，このほか納豆菌，酵母菌，麹菌などがある．ビフィズス菌入りのヨーグルト（乳酸製品）が盛んに売られているのは善玉菌を増やして健康になろうとする働きかけである．

　「悪玉菌」は大腸内の物質を腐敗させ（腐敗環境），この結果有害物質がつくられ，腸粘膜を傷つけてがんの誘因となったり，腸機能を低下させて便秘や下痢をおこしたり，全身的には免疫力を低下させたりする（図21）．まさに悪玉の名にふさわしい．ただし悪玉菌が根絶されればいいというわけではなく，少なくとも善玉菌の対抗勢力としての存在価値があって，大切なことは両者のバランスにあるといわれている．

　悪玉菌の代表は大腸菌で，このほかにウェルシュ菌やブドウ球菌などがある．

　「日和見菌」は腸内細菌の7割と圧倒的多数を占めながら，この菌自体はふだんは

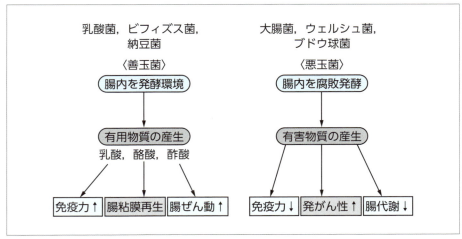

図21 腸内細菌，善玉菌と悪玉菌

何の働きもせず，すでに述べたように善玉菌・悪玉菌の優勢な方の作用を行うという不思議な菌である．

　善玉菌を増やして腸内環境を整えるには，ヨーグルトなどの乳酸製品や食物せんいをよく摂り，運動をし，規則的な生活をすることである．運動不足や不規則な生活は腸の機能を低下させ，腸内環境を悪玉優勢にしがちである．

3）排便のしくみ

排便に関与する脳と神経系

①「便意」の発生

　S状結腸にたまっている糞便は1日に1〜2回の大ぜん動によって直腸に下降する．直腸にはふつう便は存在しないため，下降してくる糞便によって押し広げられるようになり，直腸壁にある圧センサーを刺激する．この刺激が脊髄（仙髄）の排便中枢に送られ，さらに上行して脳の排泄中枢を経て前頭葉に達する．ここではじめて「便意」として知覚される．便意は直腸で感じるのではなく前頭葉で生じることに注意しておく（図22）．

②便意の処理―抑制

　直腸に便が下降し刺激が脊髄から上行する段階で次に述べるような一連の排泄反応がおこるが，前頭葉は「一定の条件」が整うまで，排便を「抑制」（俗にいう"がまん"）する．便意が生じたときに都合よくトイレで便器に座っている人はいない．便意が生じてから，周囲の状況をみて，トイレに行き，一連の排泄準備作業（下衣を下ろし，便器に座るなど）を行わねばならず，その間は前頭葉が排泄を抑制しているのである．

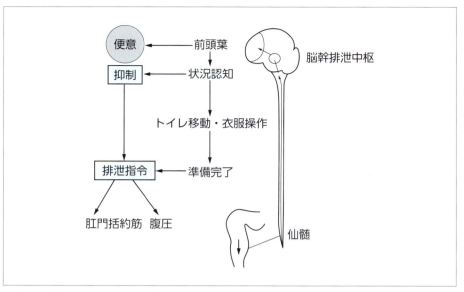

図22　排便に関与する脳と神経系

③排泄の実行指令

　排泄しうる一定の条件が整ったと（前頭葉が）判断したら"排泄せよ"という指令が下る．

　排泄反応は，交感神経の緊張がとれ，副交感神経（骨盤神経）が興奮して，直腸ぜん動を促進し，内肛門括約筋をゆるめ，というように進んでいく．ここまでは直腸内に便が下降して圧センサーを刺激すると自動的におこる反射である．実際に肛門の外に排便されるかどうかは「外肛門括約筋」と「腹圧」の発生にかかっている．前頭葉の抑制もまさにこの2点をコントロールするところにかかっているといってよいだろう．

④肛門の外への排泄

　排便できる条件が整ったと判断した前頭葉は2つの動きを指令する（図23）．

　その1つは陰部神経を介して外肛門括約筋をゆるめることである．2つの肛門括約筋のうちすでに内肛門括約筋は緊張がゆるんでいるため，外肛門括約筋のゆるみは便が肛門を通って外に排出されるのを妨げない状態になっている．あとはこの状態に応じた「腹圧」の力である．

　前頭葉の働きのもう1つはまさに腹圧（俗にいきみ）を発生させることである．

　腹圧を上げるには，①息を止め，②そのまま胸の筋肉を強く収縮させて胸腔内圧を上げて，③こうすると肝臓・胃腸などが押し下げられ，④さらに腹筋を収縮させて腹腔内圧力を上げる．こうして発生した腹圧は直腸を外から圧迫して，中の便をしぼり出すように作用する．

　呼吸筋の収縮から始まる腹圧発生への一連の胸腹部の動きは，間欠的に生じる下行

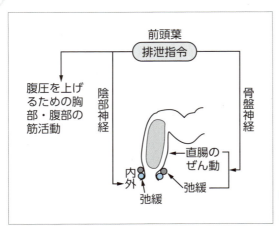

図23　排泄準備が整ったあとの動き
●内：内肛門括約筋
●外：外肛門括約筋

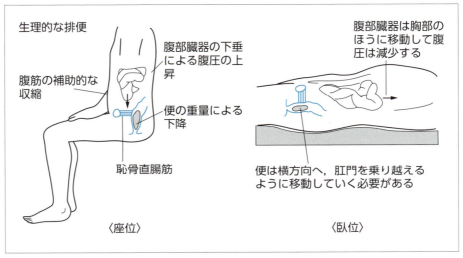

図24　座位の大切さ

結腸から直腸にかけてのぜん動の高まりとタイミングを合わせておこり，それらは前頭葉を出発点とした関連する神経・筋のシステムの協調した動きとして行われる．

⑤座位の大切さ

"ねたきり体験で，おむつをしてベッドに寝たまま排泄するよう試してみたが，どうしてもできなかった"

介護職員などでときにこうした体験談を聞くことがある．寝たままの排泄は心理的な抵抗でできないのではなく，若い人であっても物理的にできないのである．それは腹圧と直腸の角度とによる．

座位では，腹部内臓が自然に下降する（図24）．これが腹圧の源になるもので，こうして生じた，いわば自然の腹圧を外に逃がさぬよう腹筋にちょっと力を入れればよい．正常な排便ならこれで十分である．便がかたくて出にくければ，"いきみ"を加え

る．胸腔内圧を上げて内臓をさらに下に押しつけて，その圧力を逃がさぬよう腹筋をさらに強くかたく収縮させるのである．

座位は直腸の角度を垂直に近い角度にする．そうすると便はそれ自体の重さで下に移動する力が働く．

これに比べると寝たままの排泄では，腹部内臓は上方に移動し，胸腔内圧は上がっても，腹圧の上昇はおこらない．かえってマイナスの姿勢だと思えばいい．このマイナスに抗するには腹圧をさらに大きくするしかないが，高齢者では直腸から便を押し出せるほどの腹圧を生むのは不可能で，若い人でもむずかしい．さらに排便を困難にしているのは直腸の角度で，寝たままでは恥骨直腸筋の作用で直腸は横向きで，しかも吊り下げられたようになってしまい，便の重量を利用できないばかりか横向きに山を乗り越えるように移動しなければならない．

4）便秘とは

ふつう排便回数が少なくなった状態をいい，医学的な定義は3日間排便のない場合を便秘とよぶ．

便秘というとただちに「下剤」が想像され，実際に医療機関や介護の現場では短絡的に処方や内服が促されるが，上記の3日間排便なしが下剤の服用（適応）になるかどうかはまったく別問題である．

特に高齢者の場合には，老化にともなって毎日の排便となっていない例が多く，3日という「期間」ではなく，便秘による症状がなければ1週間程度は様子をみてよい，というのが消化器病を専門とする医師たちの基本的考えである．

筆者は，便秘による症状がなければ−5日（排便が5日間ないこと）は下剤の適応としない（つまり下剤を使わない）ことを基準としている．

・便秘に下剤ではなく，規則的な排便になる下剤以外のケアが本質的なニーズである．
・便秘はそれ自体が排便リズムの異常であり，おむつ外しの障壁である．おむつ外しには便秘を治す必要がある．

高齢者の便秘

便秘には機能性便秘と器質性便秘がある．器質性便秘は，大腸にがんなどができて糞便の通過を妨げているような場合をいうものでごく稀にしかみられない．

圧倒的に多いのが機能性便秘で，便秘といえばこれを指している．なかでも多いのが「弛緩性便秘」で，これを下剤で治そうとするあまり下剤の連用・乱用，浣腸の乱用などによって「直腸性便秘（習慣性便秘ともよぶ）」をひきおこし，弛緩性と直腸性の両方の便秘をもつ高齢者になってしまう．

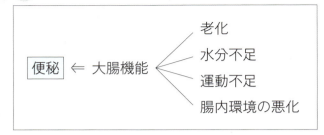

図 25 便秘の原因
便秘を治すにはこれらの要素を改善する必要がある.

便秘の原因

　高齢者の便秘の中心的存在たる「弛緩性便秘」を念頭にその原因をみてみよう．便秘は「大腸機能の低下」がおこす現象であるから，便秘の原因を探すことは同時に大腸機能の低下の原因をみつめることである．

　原因の第一にあがってくるのは「老化」である．老化そのものが大腸機能を低下停滞させることは間違いない．

　老化以外の原因は，大腸の機能の項（53ページ）でみたようにいくつかある．

　まず「水分」がある．水分摂取量が少ないと大腸での水分吸収に耐えられず，かたい便となってしまう．水分は体内のあらゆるところで必要なため，排泄されてしまう便の中に水を残すようなことはしないからである．老化で糞便の腸内滞留時間が長くなってしまうこともよくない．長く腸内に留まればその間に水分が吸収されるからである．

　さらに水分の重要性は，これが細胞の活性を支配する根本的な物質だからである．このことについては第3章で述べた．水分が不足すると細胞は活力を失う，ということは大腸の細胞についてもいえることである．経験に富んだ臨床医が便秘の患者さんたちにいう，「十分な水」と「運動」とは明らかな根拠にもとづいている．

　次が「運動不足」である．

　運動は心肺機能はじめ全身の臓器の機能を刺激し高める．老化を予防するアンチエイジングのひとつとして運動はつねに支持されている．全身の刺激となる運動は，その一部である消化器官の機能も活発化する．運動するとおなかが空く，のはこのためである．

　逆に運動不足は，あらゆる臓器の機能を低下させ病的状態に移行させやすくする．生活習慣病の根源は運動不足にありと述べられている．大腸機能も当然に衰え，老化そのものによる衰えと悪循環をつくって便秘へと発展していく．

　水分や運動と並んで「腸内環境」も有力な原因とみなければならない（図25）．善玉菌が優勢で活発な大腸機能は，便秘の改善ばかりでなく，いまや免疫力を通して全身の健康や生命維持に関連をもつことが明らかにされている．

　便秘を単に便がたまった状態と皮相的にとらえるのではなく，まして下剤や浣腸で出してしまえばいい，と単純にとらえるのではなく，腸内環境全体の問題としてその改善をはかる対象とみなければならない．下剤は明らかに大腸機能をおかし，腸内環

境を悪化させるものだとの基本認識が求められる.

5)下剤の功罪

これまでみたように,高齢者では便秘になる人が多く,そして便秘の原因はいくつかの要素が重なり合っているのだが,"便秘を治すため"と称してきわめて安易に下剤が使われている.

排便をおむつからトイレで行うようにすること,または便失禁や後に述べる「便もれ」から正常なコントロールのもとに戻すには,リズムの整った「自然排便」を得ることが大切で,このためには大腸機能を良好にすることが不可欠になる.

下剤は,便を排出する薬剤ではあるが,一方で大腸機能を損なう悪役でもある.まずはこのことを頭に入れておこう.

下剤の種類

下剤には次のような種類がある.

①緩下剤—増量性下剤でゆっくりと作用
　・塩類下剤—マグネシウム系下剤(マグミット,カマなど)
　・膨張性下剤—腸内で膨張(寒天もここに含まれる)
　・浸潤性下剤
②峻下剤—短時間で腸内容物を排出,強い下剤
　・小腸刺激性—ヒマシ油
　・大腸刺激性—現在使われるのはほとんどがこのタイプ(ラキソベロンなど)

「緩下剤」は文字どおり"ゆっくり効く下剤"で,就寝前に内服して翌朝の排便というパターンが一般的である.緩下剤は「増量性下剤」とほぼ同義語で,排便作用は"便を大量の水で増量して"そのふくらんだ便が大腸を内側から刺激して排便にいたる.その「水の取入れ方」に3種類がある.

まず塩類下剤は,おもにマグネシウムの水に対する強力な吸着性を利用する.膨張性下剤は"水を吸って膨張する物質"を利用し,浸潤性下剤は便の表面張力を低下させて水を染みこみやすくする下剤である.

これらのよく用いられている緩下剤は,いずれも"水を便の中に取りこむ"ことを行っていることに注意する.

大腸のもっとも重要な機能は"便をつくる"ことで,小腸から送られてきた腸内容物から"水を吸収"していかねばならない.この点からいえば,下剤は大腸機能の一大阻害剤といわねばならない.このことが"おむつ外しには下剤中止が必要"との発言になるのである.事実,おむつ外しに成功し,おむつゼロを達成した特養ホームの

多くが「下剤ゼロ」かそれに近い使用率となっている.

マグネシウム製剤の副作用

　マグミットやカマなどとよばれる緩下剤は，便秘症の多い高齢者にはよく使われている．この中に含まれるマグネシウムは，高マグネシウム血症をおこす可能性があり，また腎臓からの排出において腎機能障害を起こす可能性がある．また，この下剤は連用されることが多いため薬物性の胃腸障害も起こす．高マグネシウム血症による急激な血圧低下で死亡の可能性があり，実際にそのような例があることから，2015年10月に厚生労働省は使用上の注意を通達した．

峻下剤—使ってはならない下剤

　峻下剤は，便を排出するものはすべて「下剤」といえばたしかに下剤の一種といえなくもない．しかしこの"下剤"は緩下剤のような意味での下剤ではない．

　短時間に腸内を空にする治療剤（または処置剤）

　このように理解し，決して下剤の一種と考えるべきではない．
　細菌で汚染された食物や保存設備の未発達な時代の食物の腐敗は各種の「食中毒」をひきおこし，その治療には"一刻も早く体内から原因食物を一掃すること"にあった．そこに峻下剤登場のニーズがあった．
　いまはこのようなニーズはない．
　このニーズに代わって出てきたのが，胃・腸検査の前処置として"腸を空にする"というニーズである．よく知られているラキソベロンは，大腸検査の前日に用いられる薬剤だといってよい．
　「峻下剤」は薬剤が腸粘膜を化学的に刺激し，強いぜん動をおこさせて一気に便を排出させる．刺激される腸粘膜は炎症をおこしたようになり，大腸粘膜本来の機能を失っていく．むろん腸内環境は一変する．
　こうした変化は大腸の便づくりとその排泄という機能を失わせ，当然のことに便秘となる．なんと皮肉なことか．
　"ラキソベロンやセンナを使ってから便秘が治って薬も使わずに順調に出るようになった"という高齢者をほとんど見かけないのはこのためである．

下剤使用後の回復期を便秘と誤解

　私たちでも下痢した翌日は排便をみないことが多い．これは下痢というアクシデントから胃腸が立ち直る「回復期」だからである．下剤も同じことで，その使用後は胃腸（特に大腸）がもとの生理的な状態に戻るまで数日（おそらく3，4日）かかるといわれている[20]．この回復期を通常の便秘と誤解し，たとえば"3日排便がなければ

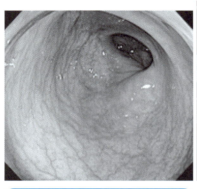 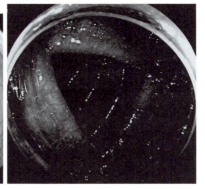

| 正常な大腸の色調 | 下剤を長期服用した大腸 |

図26 ラキソベロン，センナなどの峻下剤（刺激性下剤）の連用により大腸内面が変性し黒化した（大腸メラノーシスという）．このようになると大腸としての機能は失われ，排便のためにはまた腸を強く刺激する薬剤を使うしかなくなる．悪循環を招いたのである． （京都府立医科大学附属病院消化器内科提供）

下剤"として3日ごとに服用させると，大腸はそれこそ永遠に立ち直ることはできない．ましてやラキソベロンなど峻下剤を使えば一層ひどい状態になる．

それでなくても便秘しがちな高齢者なのだから下剤でいためつけるのではなく，腸内環境をよくして自然排便を得るようにしよう．

図26に，ラキソベロンやセンナなどの峻下剤を連用し，大腸全体をすっかりだめにした写真を紹介する．峻下剤による強い刺激は"腸をやけど"させたようになり，その本来の機能を奪うだけでなく，発がん性の亢進や免疫力の低下などを招く（図26）．

② 排便障害

要介護高齢者に対するケアと，自立支援の身体面で最大のテーマは排便障害といってよい．排便障害には，①便失禁，②便もれ，③便秘，④下痢の4種類があって，なかでも便失禁と便もれが介護介助の対象として重要課題といえよう．

1）要介護高齢者の便失禁

便失禁には"理論上"2つの種類がある．「便意のある便失禁」と「便意のない便失禁」である．

便意のある便失禁を生む主要な現実的原因は「歩行能力の喪失」か，認知症の場合は「場所の認知障害」ふつう見当識障害といわれる"トイレがどこにあるかわからない"という障害である．

便失禁にせよ尿失禁にせよ，原因が何であれ，放置されることはなくただちに対応策がとられるが，それが「おむつ」とその関連用品の利用となる．

トイレまで歩けないと歩く練習の前におむつになる，というのが一般的である．おむつは，それをあてる看護師や介護士の考えとあてられる人との受けとめ方とはまったく異なっていて，すでに述べたように，あてられる人にとってはその人の存在や人格への深刻な損傷を与えるとともに，便意さえ失わせていって，おむつ利用開始からわずかの間で，便意が失われていく．その（便意を失うまでの）期間は，筆者の経験からはほんの2〜3カ月である．この段階で便意のある便失禁はことごとく「便意のない便失禁」となってしまう．

便意のない便失禁—おむつ性失禁

すでに排便の神経メカニズムの項で，便意は脳の前頭葉で生じると述べた（図22）．前頭葉は，そこで知覚された便意にもとづいて「状況認知」を行う．そこが排便にふさわしい場と時なのかを知るはたらきである．

前頭葉は，便意も尿意も痛みや痒みやすべての知覚を感じとるところである．

排泄については，仙髄と脳幹に2つの中枢がある．もしこれらの中枢で直腸からの刺激が行き止まりになるならば，トイレまでがまんし，すべての準備が整ってから排泄する，という行動はとれず，ただ直腸に便が下降したから（どこでも，いつでも）反射的に出してしまうということになってしまう．すべて知覚されたことは"次なる行動の発起点"となる．その行動にはそのときの状況のあらゆる情報を統合し，行動の選択が必要になる．その状況のすべての情報の統合と行動の選択は，もっとも高次の脳機能であって前頭葉にしか存在しない．脳幹や仙髄ではそのような役割を演ずることはできない．それ故にすべてが前頭葉で処理されることになるのである．

ただし，便意というかたちでの知覚は，その次の段階での「抑制」と「排泄準備行動」を前提としている．もし，抑制と準備が不要となるならば便意はその存在意義を失ってしまう．存在意義を失うと，使われない手足と同じで機能そのものが衰えていき，やがてなくなっていく．

これが便意がなくなっていくプロセスである．

おむつをするということは，いつでもどの状況でも排便してよいという状態におくことを意味し，具体的にはトイレまでのがまん（抑制）も衣服の操作も必要としない．そのような準備を促す役割をもっていた便意の知覚は，もはや役割を失い，役割を失った機能は衰えてゼロになってしまう．

これをおむつがつくり出した失禁ということで「おむつ性失禁」とよぶ．

おむつ性失禁は，おむつ外しでおむつを不要にするとやがて便意が戻ってくる．歩行能力がついて歩けるようになれば，自分の感じる便意でトイレに行くようになる．あるいは介護者が移動を介助すれば，自分の便意でトイレに連れて行ってもらえるようにもなる．

2）便もれ（チョビチョビ便）

トイレでかなりの量の便を排泄し，残便感らしきものもないのに，トイレから出たあとに少量の便が出てしまうことがある．違和感や臭いがするので調べたら少量の便が出て下着を汚していた．このために，トイレ排便にいたってもおむつやリハビリパンツが外せない．

3）便秘

すでに述べたように，便秘は医学的には3日間排便のない状態を指している．しかしだからといって，この段階で下剤を出すなどの「治療」を行う必要はない．便秘の症状がなければ1週間ほどは様子をみてよいというのが，消化器病専門医たちの一般的見解で，実際に便秘による症状を呈する人はほとんどないからこの見解に従ってよいと思う．そして筆者は，別の観点から「5日マイナス」を基準として設け，5日マイナスの間は様子を見て5日目の夜に下剤を服用する，を自分なりの決まりとしている．というのは，「3日マイナス」を処置の対象としたとき，すでに述べたように，下剤などで腸が空になったあとの便通回復まで2〜3日かかるのに，これを便秘と判断してまた下剤を飲ませるという過ちをおかすからである．

しかし，3日か5日か1週間かという「日数争い」にはあまり意味がなく，毎日か隔日か3日に1度くらいの定期的な自然排便をつくり上げることが大切である．

便秘を治す7つのケア

すぐれた特養ホームや老人保健施設では「下剤ゼロ」を達成して，排泄に関して何の問題もなく至極健康的にケアをしている．以下，下剤をやめて自然排便を確立するための7つのケアについて述べる．

①水分—便秘の特効薬

便秘を訴える患者に対して下剤を処方せずに"水を多く飲みなさい"と助言する医師は少なくない．一般に多く用いられている緩下剤は増量性下剤で，水を便の中に増やすことで便を増量させるものである．水分は少なければ便の中に（吸収せずに）残す量は少なくなり，多くとれば全身に用いる水分は足りて便の中に残る水分も多くなる．

このように水分はそれ自体が「便の増量剤」であるばかりでなく，全身の細胞の活性化をはかる物質であることも，大腸の機能の項で触れた．大腸の機能も大腸をつくる細胞の機能である以上，その細胞を活性化する水分の役割は大きい．

②運動

要介護高齢者にとってもっともすぐれた運動は歩行である．歩行という運動による全身のエネルギー需要の増大は，心肺系から消化器系までありとあらゆる機能を活発化する．その中に大腸も含まれる．また，立つ歩くという動きが起立大腸反射を活発化して腸の機能を活発化する．歩くことが便秘の治療なのであり，この事実は古くから一般にはよく知られていたことでもある．

③常食

腸の機能をよくするには食物せんいが不可欠である．これが腸内環境を善玉支配に改善するもととなることはすでに述べた．常食はすべての食形態の中でもっとも食物せんいが多いものである．

食物せんいの中で水に溶けない不溶性のものは便の増量剤として排便を刺激し，水溶性のものは善玉菌の餌として発酵して酪酸や酢酸などを生じて大腸粘膜の正常化に役立つ．

④食物せんい，乳酸飲料の補てん

下剤は大腸機能を損なうが，食物せんいと乳酸飲料はともに腸内環境を改善してその機能を正常化して，便秘を自然排便に変えていく．

⑤規則的な生活（睡眠と覚醒リズム）

食物の摂取，消化と吸収，排泄は全体的に見れば全身のリズムの一環である．だから全身のリズムの規則性をたもつことが大切で，その第一の要素として睡眠と覚醒のリズムがある．私たちでも徹夜したりするととたんに便通のリズムが狂ってしまう．毎日，ほぼ決まった時間に休み，決まった時間に起床する．これが生活リズムの基本である．

高齢者では不眠症となる人が多いが，この解決策として日中の運動と水分摂取の励行がある．便秘の解決策としての運動と水分は，生活リズムを整えることで再び便秘への有効策として登場する．

⑥定時排便

これもリズムの問題である．高齢になると便意が微弱になることがある．トイレに行くほどではないと思っているうちに，便意が消えていく．便意は1～2回の強いぜん動を背景として生じるが，それが過ぎると排便しなくても消え失せてしまうことは私たちも経験してよく知っている．このときに便は直腸に下降しているから，排便しないでいれば「直腸性便秘」となる．

たとえ便意が弱くとも決まった時間にトイレに行って，排便リズムをたもちたい．

⑦座位排便

これはいうまでもなく要介護高齢者でおむつ使用者について，特におむつ外しを行ううえで大切な要素である．座位による腹圧上昇のメカニズムや直腸の角度などはすでに述べた（58 ページ）．

便秘を治す 7 つのケア

①水分　1 日 1,500 m/ もしくはそれ以上

　　　　起床時の冷水・冷乳が効果的

②歩行または歩行練習，もしくは体操なども

③常食

④食物せんいの補てんや乳酸飲料

⑤規則的生活　特に睡眠と覚醒のリズム

⑥定時排便

⑦座位排便　おむつ使用者

③ おむつ外し─その理論と実際

鍵は一定の「排便リズム」をつくり出すことにある．

いつも決まった時間に排便するのであればトイレへの移動は全介助ででも，おむつは要らない．

定期的な排便は「良好な大腸機能」の結果である．

つまりおむつ外しとは，良好な大腸機能を回復させることにある．

おむつ外しのための 4 つの戦略

おむつ外しのためには次の 4 つの戦略が必要である．

水分ケア　──　歩行・歩行練習　──　下剤中止　──　トイレ排泄

1）水分ケア

高齢者ケアの基本中の基本である．十分な水分をとらないとおむつ外しは成功しない．水分のはたしている役割は図 27 のように多彩である．

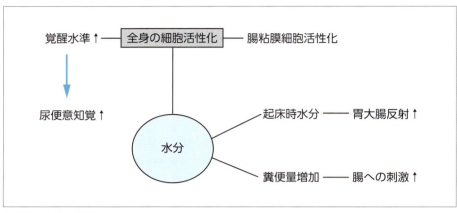

図27　水分の役割

- 水分が全身的な細胞の活性化をもたらすことはくり返し述べた．これが覚醒水準を向上させて尿便意の知覚を改善する．その一方で，水分は全身の一部分たる腸粘膜の細胞の活性化をもたらす．このことは腸機能向上の背景をつくりだす．
- おむつ外しにチャレンジするときにはコップ一杯の「起床時水分」の摂取を行うようにする．これは空腹の胃に入って，「胃大腸反射」を誘発して大腸のぜん動を促進することを目的とする．大腸に排便準備状態をつくり上げるわけである．この後に朝食が胃に入ることで，先に述べた「大ぜん動」がおこり，タイミングよくトイレに行っていればトイレ排便が実現する．

　起床時水分は，ふだん水やお茶をあまり飲みたがらない利用者でも，ほとんど抵抗なく飲んでくれる．それは，就眠中に水分を飲むことはなく，一方では就眠中も体温調節のための不感蒸泄で水分が体外に放出される結果，明け方には軽い脱水状態となっているからである．体が水分を求めているために，出された水やお茶を自然に飲んでしまう．

- 十分な水分をとっていると，腸の中の糞便量が増え，適度なやわらかさをもった便となる．量が増えれば腸を押し広げるように刺激を与え，より強い便意の刺激となっていく．

2）歩行・歩行練習

- 要介護高齢者にとって最良の運動は「歩くこと」である．歩行は全身運動であるとともに，一部に負担がかからずにバランスのよい運動といえる．歩けば当然にエネルギーを必要とし，心肺系の活動性とともに消化器官も刺激を受けて機能的に促進される．
- 歩くという活動を形成する「立つ」動作は「起立大腸反射」をひき出す．これによって大腸の動きが活発になっていく．

歩くことが実用化しなくても，歩行練習を重ねていくと排便リズムが整ってくることをよく経験する．

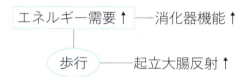

3) 下剤の中止

おむつ外しのためには良好な大腸機能の回復を得ることだとはくり返し述べたところである．良好な大腸機能は，小腸から送りこまれたドロドロの内容物から，"水分を吸収しつつ" "良質な便をつくっていく"ことであった．緩下剤は，大量の水分を便に取りこむことによって，大腸の"水分吸収"という第一に行われる機能を妨げる．もう一方の緩下剤（ラキソベロン，センナなど）は，本来は下剤として用いてはならない薬剤で，大腸検査などでの1〜2回の使用ならともかく，連用は腸粘膜に炎症を生じさせてその機能を根本的に奪ってしまう．

要介護高齢者への下剤の使用が，まったく効かないか，予想しない時間の便失禁か，あるいは下痢を生じてしまうか，という結果を経験することは少なくない．

緩下剤の多くは，"就寝時に内服し" "多量の水分をとる"というのが正しい使い方である．ところが施設でも在宅でも要介護者は，"多量の水分"は夜間の尿失禁を招くとし，本人も介護者も勧めたがらない．水が存在してはじめて効果を発揮する緩下剤なのに，"水がない"のである．薬剤だけが送りこまれて効果（排便）があるわけはない．これが"薬をのんでも効かない"最大の理由である．

このまま経過した場合を考える．

翌朝，排便をみないまま朝食，お茶，水分補給などのふだんのケアが始まる．前夜に下剤と一緒に飲むべき水分は，"後から"下剤を追いかけるように飲まれていくことになる．緩下剤は便の中に水を取りこんでいく薬剤である．その水は追加されて豊富になり，やがて水様の下痢便となって，本人のコントロールも効かず，予想もつかぬ時間に下痢便となって失禁される．おむつを外すどころか，ふたたびこれをくり返さぬようにおむつは継続される．

下剤をやめたら腸閉塞（イレウス）になるか

下剤をやめて生理的な自然排便を確立する．その7つのケアについてはすでに述べた．しかし，介護施設などで，介護側が下剤を中止して自然排便にしようとすると，"下剤をやめると腸閉塞になる"といって反対する看護師がいる．これはがんなどの便の通過を妨げる病変と勘ちがいをしている．

便秘→かたい便→便による腸の閉塞＝つまり腸閉塞，と誤解している．がんとかたい便のちがいは，がんは腸から"生えて"いて移動しないが，便秘の便は生えているわけではないからぜん動や上流から移動してくる内容物に押されて移動する．

腸閉塞は，腸重積，腸捻転，麻痺性などがあるが，便秘でおこるようなものではなく，おこり方も病態もまったくちがう．下剤をやめて腸閉塞が心配されるのなら，ふだんから水分補給や運動を励行し，食物せんいや乳酸飲料をとるようにすればよいだけのはなしである．

ともあれ，下剤は排便リズムを乱すもととなるから，おむつ外しのためにはこれを中止しなければならず，下剤に代わって自然排便にいたる7つのケア（65ページ）を実践する．

4) トイレ排便

おむつ外しは，トイレかポータブルトイレで排便することであるが，"おむつ外しのために"トイレで排便する．おむつ外しの結果としてのトイレ排便ではなく，おむつ外しのケアのひとつとしてトイレ排便を行う．

寝たきりでおむつを使用という生活を数か月・数年にわたって行っているという例に対して，おむつ外しを試みようとするとき，筆者の提案は，①まず水分を1日1,500 ml，②同時に朝食後30分ほどでトイレへ，というものである．

トイレという環境が排便をうながす

先に排便の神経メカニズムについて述べた（56ページ）．脳（前頭葉）の役割は，「抑制」と「排便指令」にあることを学んだ．脳は状況の認知を行って，そこが排泄にふさわしい場である（すなわちそこがトイレだ）と認知すると"排便せよ"と指令する．このはたらきを利用するのである．だからベッド脇のポータブルトイレでなく，トイレ（便所）に連れていかねばならない．

現在（平成28年4月）全国で100を越えた「おむつゼロ特養」の多くは，新規入所例に対して入所の初日におむつを外してしまう，というケアが実践され成果を上げている．ほとんど失敗がないという．いうまでもなく，初日におむつを外すということは，初日からトイレに連れていくということである．ある特養ホームは，こういうケアを行っているために紙おむつを使うことがなく，このため何年も前から紙おむつを購入する必要がなく，年間数百万円の紙おむつ代が不要になって経営面で貢献しているという．

おむつ外しに挑戦しても，おむつをあて寝たままの排便で排泄リズムの安定を待つよりも，思いきってトイレに連れていって排便をうながす方が結果が早い．

④ 便もれ（チョビチョビ便）を治すケア

　おむつ外しを行っていて，排便リズムも安定し，例えば食後30分ほどでトイレ誘導を行い，十分な量の排便をみた．介護職は，やれやれうまくいった，と安心していると，デイルームのゲームのときや，ベッドで休んでいるときなどで，「少量の便」が出ていることがある．本人は排便には（便意をともなわないので）気付かず，出たあとの臭いで周囲が気付いたりする．

　これは少量の便なので「便もれ」といったり（介護力向上講習会では俗称として）「チョビチョビ便」とよんでいる．しかし，少量とはいえ布パンツの中を汚すために，紙おむつを中止するわけにはいかず，したがっていつまでもおむつ外しは達成しない．

大腸が機能不全になっていることが原因

　便もれ（チョビチョビ便）は，大腸の機能が"完全には"元の正常な状態に戻っていないためにおこる．

　ふつうの排便は"ひとかたまりの便"であって，少量の便が1〜2個，分離した状態で後から排泄されることはない．

　大腸のうち下行結腸では，それまでの腸のはたらきで小さな固形となって移動してきた便が，ぜん動によって上下に移動して互いに重なり合ってひとかたまりの便につくられていくという．その後にS状結腸に蓄えられる．ひとかたまりにつくられて移動する動きを「集団移動」とよぶが，こうした動きを行うには大腸の「活発な機能」を必要とする．

　大腸の重要な働きである「水の吸収」が下剤によって妨げられ，水分の未吸収の状態で下行結腸に送られてきたら，ひとかたまりの良質な便はつくられにくいにちがいない．したがって便もれの例には，下剤の中止は必ず行わねばならない．

　それとともに水分ケアをしっかりすることは，腸機能を良くする基本であることを忘れてはならない．

　運動，特に歩行が全身の活動性とともに腸機能を良くすることは間違いない．

　腸内環境を良くする食物せんい，乳酸飲料，ビフィズス菌食品なども欠かせない．

　結論的にいえば便もれの例は，"まだ腸機能が完全ではない例"と解釈して，下剤の完全中止を行い，水分摂取と歩行をより多く行い，腸内環境の改善により一層はげむことがケアとなる．

静岡県のA特養ホームは便もれゼロ

　このホームは非常に早い時期におむつゼロを達成した施設だが，これまで便もれの例はないというめずらしい施設である．施設長いわく，施設のある地域は昔からサツマイモの産地で，一般的な食事によく使われる食材である．このホームでも

1日に1回はイモの料理が供されるので，それが便もれゼロとなっている原因ではないかと．このホームでは水分摂取が非常に多く，離床と歩行はよく行われているうえに下剤ゼロの施設でもある．そうした基本ができているうえに，サツマイモの豊富な食物せんいが功を奏しているのだろう．

第6章

排泄（2）─排尿

　介護における排尿問題とは「尿失禁」である．これは便失禁・おむつほどは本人への影響は少ないかもしれないが，夜間の尿失禁で寝衣や布団を汚すようになると，在宅生活の維持を脅かしかねない．

1 尿失禁の種類

　尿失禁は医学的には泌尿器科という専門に扱う科があって，いくつかに分類されている．以下にその代表的なものを上げるが，これらはいずれも"尿意がある"ものであることがわかる．

　介護で問題となって，しかも少なからぬ高齢者におこっているものは"尿意のない"尿失禁であることは高齢者介護に関わる者なら誰でも知っている．

　しかも残念なことに，この「尿意のない尿失禁」に対する泌尿器科的治療は存在しないというのが実態である．それどころか，あえて苦言を呈すれば，この問題に対しては泌尿器科関係者の関心はうすいというべき状況にある．

尿失禁の種類	尿意のある尿失禁	切迫性尿失禁
		腹圧性尿失禁
		溢流性尿失禁
		機能性尿失禁
	尿意のない尿失禁	おむつ性失禁

1）尿意のある尿失禁

　〔**切迫性尿失禁**〕　急に強い尿意を感じ，がまんできずにもらしてしまう．

　〔**腹圧性尿失禁**〕　咳・くしゃみ・立ち上がり動作などで腹圧がかかるともらしてしまう．経産婦の中年女性に多く「骨盤底筋体操（失禁体操）」が勧められている．

　〔**溢流性尿失禁**〕　糖尿病で排尿関連の神経が障害されていたり，前立腺肥大で適切な排尿が行われないと膀胱に尿があふれてその一部がもれてくる．

〔**機能性尿失禁**〕　認知症などで尿意はあるもののトイレの場所がわからずにもらしてしまうもの．膀胱やその神経の異常ではなく，場所の認知障害や排泄動作の機能障害などによる．

尿意のある尿失禁の分類は必ずしも統一されておらず，この他に「無抑制性失禁」あるいは「真性失禁」などの表現がある．さらに膀胱の機能状態による表現，「神経因性膀胱」「過活動性膀胱」などがあってまぎらわしいが，介護職としては上の4つを知っていれば十分である．

2）介護の最大の問題—尿意のない尿失禁

これまでの「尿意のある尿失禁」も問題なしとはいわないが，介護上の問題はむしろ「尿意のない尿失禁」にある．しかもこのタイプの尿失禁に対しては，泌尿器科関係者の関心はうすいというのが現状で，このため彼らの知識や経験を借りられないという現状である．

尿意がなくなる原因（プロセス）

基本的メカニズムは排便における「おむつ性失禁」と同じである（図28）．

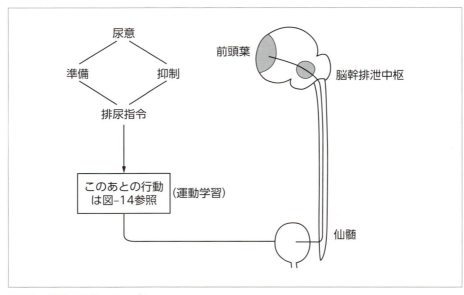

図28　排尿の神経メカニズム

かいつまんでいえば次のようなプロセスである．

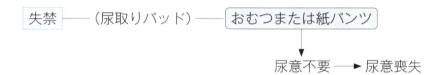

尿意・便意の役割

おむつ性失禁は，必ずしも認知症や脳血管障害（脳機能の障害）などがあるから生じるものではない，という事実は介護の中で経験される．

> 筆者が特養ホームに関わりを持つようになって間もなく，「奇妙なおむつ高齢者」に気がついた．いずれも尿意・便意は失われているのだが，歩くという機能を除くと自分で食事をとり，入浴の移動は介助だが自分で洗える部分は自分の手で洗い，着替えも手伝ってもらいながら自分で多くの部分をやり，私たちや利用者同士の歓談もふつうにできる高齢者が少なからず存在するという事実である．こういう人たちに，"尿意・便意はわかりますか？"と尋ねると"わかりません"と答え，たしかに排泄後にその旨をいってくる．
> 尿意・便意と歩行以外はほぼ「正常」という高齢者である．
> そのすべてが，いまにいたるまでおむつ使用者であった．
> "おむつを使いはじめたときには尿意・便意はありましたか？"と尋ねると"はじめはあった""しかしいつの間にかなくなっていた"と答える．経過は，明らかにおむつが原因で尿意・便意を失うことを示し，これが「おむつ性失禁」の名になった．

おむつを使うということは"いつでも，どこでも排泄してよい"という状況に置くということである．

この状況は，前頭葉の重要な機能である「状況認知」―ここはトイレか，排泄してよい状態かの判断のもと―を不要にする．その人はいつでもどこでも排泄してよく，実際に，布団の中だけではなく，車椅子に乗っているときも，ゲームの最中でも，尿が膀胱にたまり便が大ぜん動によって直腸に移動してくれば，状況に関わりなく排泄がおこる．

経験されるこのような事実は，尿意・便意という前頭葉での知覚事象が，決して膀胱直腸に尿便が"たまった"という単純なシグナルなどではなく，その神経刺激をもとにして，「状況認知」と「排泄準備行動」を促し「抑制」また「排泄指令」を出し，トイレへの移動にはじまる排泄行為全体を統括するシンボルとしてあることを示している．

おむつを使用するということは，もはやこのシンボルの必要性をなくし，それを使わないということになり，使わないものは衰えるという原理の支配のもとにおかれていく．私たちはこの原理による現象を「廃用症候群」とよんでいるが，尿意・便意もまた廃用症候群から逃れられないのである．

② 尿意のある尿失禁対策

これに含まれる機能性失禁を除くほかの失禁には，何らかの泌尿器科的治療法があるものが多いのでそちらに委ねるといい．ただし，ときには「水分制限」を指示されることもあるから，その場合には脱水症をおこさぬ範囲（筆者の経験からは 1,300 ml 以下になると脱水症の危険性が生じる）としてもらい，不十分なところは他の方法との併用を考えてもらうとよい．

尿意のある尿失禁に対して行われる泌尿器科的方法は，①薬物療法，②失禁体操（腹圧性尿失禁）―他の失禁には無効，③手術療法（前立腺肥大などに）がある．これに生活指導としてトイレに頻回に通って，膀胱をできるだけ空にしておく，というやり方を勧められることもある．

③ 尿意のない尿失禁へのケア

1）排便のおむつ外しが有効

これまで，おむつは排便の処理用具として扱い，そしておむつ外しを論議してきた．
しかし実際のおむつは，当然のことながら便と尿の両方の処理用具として機能している．
おむつ外しは排便を焦点として実行してきたが，それが成功してみると排尿も多くはおむつに頼らず，「尿取りパッド」でこと足りてしまうようになる．

2）おむつ外しのあとの尿失禁のケア

おむつ外しで尿失禁が改善しないか，あるいは改善が不十分な例へのアプローチを考えてみよう．このやり方はおむつ外しと同時進行で進めていってもよい．
実行するケアとしては単純で「水分」と「歩行」の２つである．これらのケアがどのようなはたらきをもっているのかを，要介護者の尿失禁の特徴と改善への戦略という２つの視点から述べていく．

（1）夜間排尿回数を減らす

これまで，尿失禁ということばを何気なく使ってきたが，これには「昼間の失禁」と「夜間の失禁」があることはいうまでもない．そして在宅介護では，夜間尿失禁が寝衣や布団を汚し，その後処理の大変さからしばしば重大な問題となる．

以下の状態像は要介護高齢者の典型的な排尿状態である．

88歳　女性（S）要介護5

	回数	用具	場所	誘導	失禁状態
日中排尿	4	リハパンツ	トイレ	適宜	一部失禁
夜間排尿	5	リハパンツ	ベッド上	時間，適宜	ほとんど失禁

直ちに気付くのは昼夜での排尿回数が，昼は少なく夜は多い，という事実である．この傾向は要介護者に一般的に認められるもので，結果的に在宅介護で問題になる「夜間尿失禁」をひきおこす．

第2の点は，日中排尿は回数として夜間とほぼ同じであっても，失禁状態は夜間がほとんど失禁であるのに対して（昼間は）一部失禁と改善していることである．これは昼間は本人が覚醒しているために，失禁に対して夜間よりは対処しやすいことを物語っているとみてよいだろう．筆者らが注目したのはこの2つの特徴で，これから以下の2つの戦略がたてられた．

戦略1：排尿回数を昼＞夜とすること，さらに夜間排尿回数を減らして失禁の機会を減らすこと
戦略2：昼間の覚醒水準を上げて，排尿回数が多くなっても「尿意」をキャッチしてトイレ排尿を可能とさせること

なぜ高齢者は夜間の排尿回数が増加するのか

"年をとると夜にお手洗いに通う回数が増える"とはよく聞くことである．これは血液の循環機能が衰えることによる．血液循環は「心臓」の活動と「筋肉」の収縮によって行われ，前者を「心ポンプ」後者を「筋ポンプ」とよんでいる．

年をとると心臓の力は弱まり，筋肉もやせて力強さが失われていく．血液循環についていえば，日中の立ったり座ったりしている生活の中では，弱まった力では血液を力強く循環させられない．重力が抵抗になって血液は下半身にたまりがちになる．高齢になると足がむくむのはこの結果である．

夜間には体を横にして寝る時間が多くなるから，この姿勢では縦方向の重力ははたらかず，血液は重力の影響の少ない横方向に循環すればよいことになる（図29）．

尿は腎臓でつくられ，尿量は腎臓を流れる血液量（腎血流量，すべての血液は必ず腎臓を流れる）の多さに影響される．日中，重力の抵抗で相対的に少ない腎血流量では尿は少なく，夜間に多くなった腎血流量のもとではつくられる尿は多く，その結果，

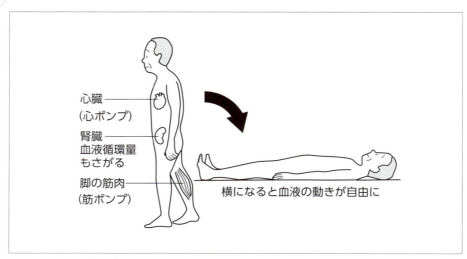

図29　高齢者の夜間多尿の原因
老化で心臓（心ポンプ）を筋肉（筋ポンプ）の力が衰え，重力の抵抗のある昼間は血液循環が少なく尿量・排尿回数も相対的に少ない．夜間は重力の影響がとれ，循環血液量も増えて排尿回数も多い．

昼は少なく夜に多い排尿回数となる．
　これを逆転させて，昼に多く夜に少なくしようというのが第一の戦略である．

夜間排尿回数を減らすケア

　これには「水分」と「歩行（運動）」とこれらの結果としての「良眠」が効果的である．
　「良眠」が排尿回数を減らすという事実は，逆に不眠で眠れないまま転々と寝返りを打っているとトイレに行きたくなるという私たちでも経験する事実で裏付けられる．しかし良眠がなぜ排尿回数を減らすかはわかっていない．
　排尿は（一般的には）膀胱内の尿が 300 ml ほどに達すると，内圧が上昇して膀胱壁のセンサーを刺激し，この刺激が感覚神経によって脊髄に達して，反射的に排尿をおこそうとする．しかし尿道括約筋が随意的に収縮することで「がまん」ができる．排尿はこのようなメカニズムでおこる．そして睡眠中は膀胱壁の緊張が緩んでいるために，たまった尿への（センサーの）反応も鈍くなっていて，これが結果的に1回あたりの排尿量を多くし，排尿回数を少なくすることがわかる．
　先に水分は良眠をもたらすと述べた．
　そうであるなら夜間排尿回数を減らすにはぜひとも「水分」が必要となってくる．
　「歩行・運動」の作用は3つある．
　1つめに，昼間に歩行（散歩）や運動をして，"軽い疲労"をおこしておくと「良眠」しやすい．
　2つめは，日中に歩行や運動を行うことによって，血液循環を活発にする．こうすると腎血流量が増えて"昼間のうちに老廃物—チッ素成分—を体外に排出"すること

表6　尿意のない尿失禁に対する水分と歩行ケアの成果
（排尿回数の減少）（昼夜比＝夜間排尿回数/日中排尿回数）

	入所時	現在
日中回数	4.63±1.39	4.54±1.00
夜間回数	2.26±1.16	1.86±1.12
昼夜比	0.63±0.64	0.42±0.26
水分（ml）	1,382.6±207.9	1,560±264.4
歩行（m/日）	359.5±284.4	499.1±424.2
体温（℃）	36.1±0.30	36.1±0.34

表7　水分と歩行ケアによる尿失禁の改善状況

入所時		現在			変化率　%		
		なし	一部	ほとんど	改善	不変	悪化
失禁	8	7	1	0	—	87.5	12.5
なし	6	5	1	0	—	83.3	16.7
一部	24	13	11	0	54.2	45.8	0
失禁	21	7	14	0	33.3	58.3	0
ほとんど	6	2	4	0	100	0	0
失禁	11	2	6	3	72.7	27.3	0

上段：日中　　下段：夜間

日中改善率　19/30（63.3%）　※入所時失禁なし含まず
夜間　〃　　15/33（45.5%）

ができる．

　3つめは，歩行・運動による覚醒作用である．“体を動かすと目がさめる”という事実をそのままケアにとり入れる．覚醒すれば尿意の知覚もよくなり，抑制などのコントロールの改善も期待できる．

（2）水分・運動その結果としての良眠による成果

　これまでに述べたケアによる成果をみてみよう．某老人保健施設の入所者で尿失禁者38名（平均年齢83.6歳，平均介護度2.63）の成果である（表6）．
　・夜間の排尿回数は減少し，失禁の機会は有意に減った．
　・一方，昼間の排尿回数も減る傾向を示している．

　この結果，尿失禁そのものにはどのような改善がみられたかを示す（表7）．

3）尿失禁が改善しない例へのケア―「汚染率」

　表6で示したように，水分ケアや歩行などのケアを行って，かなりの改善を得られるものの，他方で“改善しない”あるいは“改善が不十分”という例がある．

このような例への次善の策を考えておかねばならない．それが「汚染率」という考え方である．

　失禁量の多少にかかわらず，失禁があるならば何らかの排泄用品を使わざるをえない．大小の尿取りパッド，パンツ型紙おむつといわゆるリハビリパンツ，平型の紙おむつ，などである．

　これらの用品を使用することで，尿が外にもれてこなければ問題なしとしなければならない．

　「汚染率」という考え方は，尿が上記の排泄用品の外にもれて寝衣や布団を汚す率をいう．

> ・寝衣や布団を汚染した回数/排尿回数

で計算する．

　むろん，この汚染率はゼロでなくてはならない．
　この考え方を基盤にして具体的なケアの展開を述べる．

①まず，水分と歩行のケアで排尿回数を減らす．失敗（失禁）の機会をできるだけ減らしていこうとする考え方である．
②大小の尿取りパッドは，それぞれに「吸収量」が異なるので，その人が失敗しない範囲のパッドを選択する（販売業者に相談すると助言してくれるところがある）．
③（日中）2〜3時間に1回くらいの割合でトイレに行くようにする．適宜誘導（または随時誘導）と同じ手法である．
④（夜間）夜間排尿回数が2回以下になれば，かなり対処しやすい．

　まずは就寝時に必ずトイレに行き，あとは睡眠中に1回は起きてトイレまたはポータブルトイレ，または尿器を使うと汚染はかなり防げるようになる．睡眠中の排尿はある程度時間が一定している傾向がある．これは就寝中は身体の活動はないため，尿の生産もほぼ一定しているせいだろう．その人の排尿のおよその時間帯がわかれば，その前に起きてトイレに行くというやり方をすれば問題はほぼ解決する．

　ただし十分注意しなければならないのは「不眠」と「介護負担」の問題である．就寝時はともかく，深夜のトイレや尿器使用が不眠の原因になったり，自力ではできないために介護負担が生じるようであれば何にもならない．その場合は，吸収量が多く不快感の少ない紙おむつを使用して，本人も良眠し，介護者もゆっくり眠れて負担もないようにしなければならない．

表8 要介護2と3の利用者で「通所」と「入所」の尿失禁率. 入所は水分, 活動 (1日の歩行量) が多いにもかかわらず, 尿失禁率が通所の約3.5倍に達する. 自発性テスト (20点満点) も低い. (山脇明子. 第9回日本自立支援介護学会発表資料)

	水分 ml/日	活動 m/日	尿失禁 (%)	自発性 テスト
通所 (76)	1123	276.8	11.4	19.1
入所 (48)	1726	292.1	38.9	15.6

4) 尿失禁と生活環境

特別養護老人ホームのように入所期間の長い施設や老健施設の長期入所例で尿失禁が多いと感じたことはないだろうか. 筆者はある老健施設で尿失禁への改善に取り組んでいて, 入所例と併設のデイケア利用者のデータを見比べていてその違いに驚いたことがある.

表8はそれをまとめたものである.

同じような年齢, 同じような要介護度であるにもかかわらず, 入所と通所では尿失禁の発現率に有意の差がある.

施設入所における生活環境と毎日の生活は単調で刺激の乏しいものといえる.

一方, 通所者は, 自宅での生活と少なくとも通所先での一日という変化をもっている. 入所よりは単調さは少なく, 刺激も比較すればかなり多いというべきだろう.

先に尿失禁のケアの1つに歩行 (運動) があり, これが覚醒水準を上げていいと述べた. 覚醒水準を上げるのは何も身体的活動だけではなく, 精神心理面の活動も同じことである. つまり「心身両面の」活動性が覚醒水準を上げて尿失禁に好影響を生むといえそうである. 表8は少なくともそのことを示している.

現在, 地域包括ケアを通して在宅ケア重視がさけばれている. 施設に比べて在宅生活は心身の活性化をもたらす可能性があるが故に, 本質的に人間的なくらしの場としてすぐれているといえよう.

5) 尿意のない尿失禁に「時間誘導」「適宜誘導」は自立・改善に役立つか

最後に, この2つの古典的ケアの効果について検討してみよう. そのためには, まず第一に, この2つのケアは"何のために"行うのかということを考えてみたい.

時間誘導・適宜誘導のもともとの発祥は主として「急性期看護」である. 病状との関係で自力歩行がおぼつかなかったり, トイレのみ許可されている状態だったりした場合に, 時間を決めて, 尿意の出現に応じて看護師がトイレに連れていくことを指していた. 基本的に認識しておくべきことの1つは, これらの対象者 (患者) は"尿意のある人たち"だということで, 私たちがいまここで検討しているのが"尿意のない尿失禁"で, はたして同じ手法でよいのかという問題がある.

さらにもう1つのことは，急性期看護での排尿誘導の対象者は，病状が回復するにつれ，"自力で""自由に"トイレ通いができるようになっていく．もともと尿意はあるのだから病気が回復すれば，もとの自立状態に戻るのはあたりまえのはなしである．そこには自立を妨げる要因はなくなっていった．

　一方，尿意のない尿失禁では，排尿の自立を妨げる要因として，「尿意がないしわからない」があって，この尿意の回復こそが自立回復を決定づけていく．時間誘導や適宜誘導は，この尿意回復に役立つ何の理論的根拠ももっていない．

　実際場面では，時間・適宜誘導を行っていても排尿が自立したり改善したりする例は皆無である．

　誘導すべくベッドを訪れたらすでに出ていたり，トイレに行って便器に腰かけてしばらく待っていても「空振り」で排尿せずに戻ったりをくり返すというのがよくある風景である．

　排尿は，その日の体調，飲食物の内容，気候など多様な条件によって，回数も量も多い日があったり極端に少ない日がある．したがって「時間誘導」の時間を決めるのはほとんど不可能である．

　適宜誘導は，尿意がない場合には何らかの「シグナル」が必要だが，あいにく何がそのシグナルなのかはほとんどわかっていない．ときに，"どう尿が出そう？"と尋ねている介護職がいるが，尿意のない人にこういう質問をするナンセンスさに気付いていない．

　結論的にいえば，現場の介護職が実感しているように，"尿意のない尿失禁"に時間や適宜の誘導は何の成果にも結びつかない．

第7章
食事の自立―おいしい食事を口から食べる

① 食の諸相

　私たちの食生活にはいろいろな意味合いがあり，それぞれが人の生活や人としての存在に大切な意味をもっている．（図30）

1）文化としての食，人と人との絆

　私たちがふだんとっている食事，そしてそれからでき上がっている食生活は，民族や歴史，その時代などによってさまざまであり，食文化ということばがあるようにまさに「文化」だといえる．そしてこのことは，食を特徴づける表現であるばかりでなく，その時代のその民族の（総体としての）文化をつくり出している要素の1つでもある．私たちは固有の食文化をもっている．そしてその固有の食文化がいまの（たとえば）日本という国や社会の文化を形成する重要な要素ともなっている．

　日本食を食べるという生活は日本文化を享受することであると同時に，日本文化の一員として存在することをも意味している（ただし日本人は他の国民・民族に比べると何でも取り入れて同化させてしまうため，「日本食」とは何かという概念は漠然としているが）．

　このような食のもつ性質は，家庭・家族，その他といった生活の場における人びと

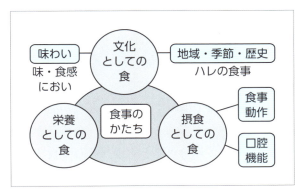

図30　食の諸相

の，いわば「共在性」―絆―といったものにも大いに関係する．私たちはふだんあまり意識していないが，家族や親しい人とテーブルを囲み，同じ食事を食べることでつながりを深めたり，たしかめあうという側面をもっている．食にはこのような重要な力が潜んでいるといえよう．

文化としての食をつくり出しているのは，まず「食材」の種類，そしてその調理の結果生まれてくる「味わい」であり，味わいには，味や食感やにおい，見ため，さらには食器のとり合わせなど多様なものが含まれる．これらを含みつつ，しかし日本料理は日本料理の，中華料理，フランス料理，イタリア料理にもそれぞれに味わいがあり個性がある．むろんそれぞれの個性にも地域性や季節性が，またその地域の歴史が潜んでおり，お祝いの席に供する「ハレの食事」などのバリエーションがある．

2）栄養としての食

食はもともと栄養をとるためのものであるから，「栄養としての食」としてもとらえておかねばならない．

栄養は，いうまでもなく生きて活動するうえでのエネルギー源であり，近年はこれに「健康」という要素が加わってきている．

栄養には量的意味での「エネルギー量」〔一般にキロカロリー（kcal）で表現〕と，質的な意味での「栄養（素）バランス」がある．食事はバランスよく，十分なエネルギーをできるだけ効率よくとることが求められている．

3）摂食と食

食は食べるという行為によってはじめて成り立つ．

食べるためには，ふつう食卓上の食器にのっている食べものを，選びながら，手（箸やフォークなど）を使って口に運び，そして食べる．これら一連の活動が順調に行われるには食欲とよばれる食への積極性が必要である．

口に運ばれた食物は咀しゃくされやがて嚥下される．このときにもっとも大切なことは「安全性」である．別な表現をすれば，安全に食べるとは誤嚥を起こさないこと，つまり気管に食物片やだ液が入りこまないことである．このためには食べものは，のみこみやすい大きさとやわらかさ，表面のなめらかさ，そしてひとかたまりとなって，小さな食物片や水分・だ液などが分散させないことである．

食べものは，口に入って歯で噛みくだかれ，だ液が混ぜ合わされて，のみこみやすい大きさのまとまった塊がつくられる．これを「食塊」とよんでいる．よい食塊がつくられることが安全なのみこみを可能とする．そして食塊は「咀しゃく」「だ液分泌」「舌の動き」によってつくられる．これらを総称して「口腔機能」とよんでいるが，この中でもっとも重要な役割をもっているのは「咀しゃく」である．咀しゃくが食物を

砕き，だ液分泌を促し，同時に舌運動を引き出す．

② 介護としての食・食事のとらえ方─常食に固執せよ

　本書は高齢要介護者の自立性を回復することを目指す書である．それが本来の介護であり，介護の専門性を確立する道だと思うからである．

　「食の自立」といったときに，介護がそれを達成する課題や目標は何かをみてみよう．

　食の自立は，"自分の手で食べる" ことよりも "何を食べるのか" が最重要課題となる．なぜなら食には先に述べたように，文化としての側面があり，この時代の文化を体現しているものはすべて常食とよばれているといって間違いはない．私たちは利用者の食を文化的にするために「常食」を実現する．常食は，すべての世代の人びととの「会食」をしやすくする．また，常食は要介護高齢者にあって家族に，別の食事づくりの負担を与えない．同じ食事を分けあって食べるだけだからである．

　常食はまた栄養学的にすぐれている．表9は，特養ホーム入所者の食形態別のカロリー数である．食事が軟食になるほどカロリーが少なくなり，胃ろうにいたってはおそらく基礎代謝量*にさえ達していない．栄養学的な問題はカロリーだけではなく栄養素のバランスの問題もある．このことについても他の食形態では十分に摂れない栄養素も常食とあれば，そのバリエーションの中で摂取できる可能性は大いに高まる．

　摂食との関係，わかりやすくいえば "安全に食べられる" という点からみても，常食は他の食形態よりもっとも安全である．基本的に（口から摂っていないために）誤嚥はない（はずの）胃ろう・経管を除いては，ミキサー食がもっとも誤嚥の危険が大きいことはまったく知られていない．それどころかミキサー食は安全という "迷信" が介護の世界に蔓延してしまっている．

　これらの安全性については実証的なデータとともに後にくわしく述べることにする．

③ 介護における食の現状─軟食化の危険な道

　あらゆる面ですぐれている「常食」に対して，介護の世界では無自覚かつ安易に軟食化が行われ，やがて，その中から「軟食化の宿命」ともいうべき「胃ろう・経管栄養」となる高齢者がつくられてくる．

---

*基礎代謝量
　何も活動していなくても，生命を持続させるためには心臓が動き肺で呼吸をし，消化器官がはたらいている．この生命維持のためのエネルギー量を基礎代謝量とよび，個人差はむろんあるが，一般に成人で1,200 kcal，弱い高齢者でも1,000 kcalほどと知っておくといい．

表9 食形態別栄養量（kcal）．胃瘻経管栄養実態調査．2011年全国老施協

	Kcal	人
常　　食	1403.3	1091
軟　　食	1383.5	643
お　粥	1326.8	3.007
ソフト・ペースト食	1225.5	266
ミキサー食	1236.3	588
胃ろう・経管	966.4	1.074
	1274.7	6.669

表10 特養入居者6,676名の食形態．入所時と現在の変化

		入所時	調査時（現在）
主食	常　食	2,605 (39.9)	1,081 (16.2)
	軟　飯	566 (8.7)	647 (9.7)
	お　粥	2,626 (40.3)	2,990 (44.9)
	ペースト食	88 (1.3)	265 (4.0)
	ミキサー食	248 (3.8)	593 (8.9)
	胃ろう経管	390 (6.0)	1,080 (16.2)
副食	常　菜	2,199 (33.7)	766 (11.5)
	一口大きざみ	1,508 (23.1)	1,255 (18.9)
	細かいきざみ	1,619 (24.8)	1,913 (28.8)
	ソフト食	361 (5.5)	854 (12.8)
	ミキサー食	451 (6.9)	796 (12.0)
	胃ろう経管	384 (5.9)	1,069 (16.1)

（　）内は%

表11 食形態が低下していく理由（きっかけ）

理由	むせ	のみこみ不良	体調不良	入院で	義歯不良	不明	その他
人数（名）（%）	262 (6.9)	802 (21.1)	515 (13.5)	752 (19.8)	235 (6.2)	329 (8.6)	910 (23.9)

　もっとも大きい人間的悲劇のひとつといってもいい「胃ろう」の大部分は介護の世界からつくり出されていることを後に実証する．これは無自覚に軟食化を進めた必然的な結果である．

　表10に特養ホーム入所者6,600余名の食形態を示す（2011年全国老施協調査）[21]．いかに常食・常菜が少ないかがわかる．この調査では，個々の利用者の「入所時」の食形態と，間隔はばらばらだが「調査時」の食形態，つまりその間の変化もわかるようになっている．入所時よりも一段と軟食化が進んでいるのがわかる．

　食の自立というならば，入所時よりも調査時のほうが常食率が改善していなければならないはずである．いかに食に対して無頓着かがわかる．

　さらに食形態が低下（軟食化）していく理由について調べたのが表11である．

　食べるときの「むせ」は，食物のかけらやだ液などの水分が気管に入った徴候であ

り，ふだんから"誤嚥"はおそろしいといわれているので，食事をやわらかくしていく理由もさぞかし「むせ」が大半を占めるだろうと，調査を管理した筆者らは予想していた．

ところが予想に反して軟食にした理由におけるむせはたったの 6.9%（！）であった．

もっとも多かったのは「のみこみ不良」で，入院したら食形態が変わっていた（19.8%）を除くと，体調不良（19.8%）を加えて，食形態を変えていく理由は要するに"食べるのが遅い"ということなのであることが現場の声からわかっていく．食べるのが遅いと食事時間が延び，"いつまでも片付かない"．

食べるのを早くするには，"のみこみやすい"やわらかい食事がいいだろうというのが軟食化の最大の理由なのであった．特養ホームの介護職の都合で変えられている，というのが大部分なのである．食形態を変更するにあたって，何らかの（看護師や栄養士を交えた）検討会が開かれるのかという別の調査では，それらしい検討も行われている様子はない．現場の誰かが"食事が遅いし，ときにむせもあるから"といえばその発言でやわらかい食事に変えられるというのが実態である．

それにもうひとつの深刻な問題に「食事介助」がある．特養ホームでも老健施設でも，食事時の介護職の仕事は「介助」であるかのように，客観的には介助の必要のない人であってもその多くが介助されている．これも本人に任せると時間がかかるためのようだ．介助ではなく食べる「催促」といっていい．

他人の介助はむせを生じさせる．利用者本人が咀しゃくし，食塊形成を待って嚥下するという一連の動きと，介助者が口に食べ物を入れるタイミングが合わないからである．このため特養ホームや老健施設などの介護施設の食堂は，ゴホンゴホンのむせの大合唱となる．

これだけですむのならいい，この延長上に「胃ろう」が待ちかまえているのである．

4 胃ろう・経管栄養への道

1) 安易な社会通念―年をとったらやわらかい食べもの

胃ろう・経管栄養になる世代はほとんど高齢者であって，青壮年世代では皆無である．このちがいはどこにあるかを考えておくことは無駄ではないと筆者は思っている．

年をとるにつれて，歯と歯ぐきにはさまざまな異常が生じてくる．そこでまず現れるのは「かたいもの」が食べられないという症状で，歯の欠損や歯周病などがその背景をなしている．こうした現実から，暗黙のうちに"年をとったらやわらかい食べ物"という社会通念ができあがってくる．

年をとって何がおこってきたのかといえば，「咀しゃく機能の低下」で，その原因が

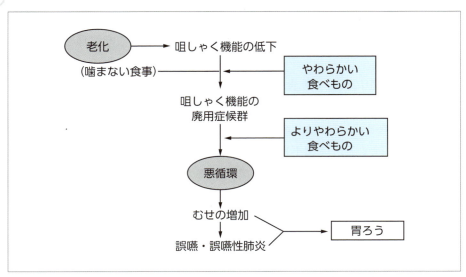

図31 年をとったらやわらかい食べものという社会通念が胃ろう経管への道をつくっていく．

歯の欠損や歯周病などにあるということである．

　咀しゃく機能が問題の鍵を握っているということに注目してほしい．

　やわらかい食べものを日常的に食べ続ければ，咀しゃく機能の廃用症候群が次第に進行し，よりやわらかい食べものを好みそれが習慣化するという悪循環が進行する．

　咀しゃく機能の低下は，後に詳しく述べるように，良好な食塊がつくれずに，「むせ」を生みそれを増加させていく．むせは誤嚥の徴候であるから，むせの増加は誤嚥性肺炎になるリスクを増大させるとともに，介護・看護職，医師に胃ろう造設の根拠を与えてしまう（図31）．

2）介護現場では

　特養ホームや老健などの施設介護の現場でも，胃ろう・経管への道がつくられていくという実態に目をつぶるわけにはいかない．

　すでにみたように，介護施設では"食事を手早く"という傾向があることを私たちは認めないわけにはいかない．

　この介護職の意向が，無視できないほど多くの胃ろう・経管の人たちをつくる遠因になっているといえるのである．

　1つのルートは，食事を手早くすませるために"のみこみやすい食事"を求めて，軟食化が行われていくことである（図32）．

　主食のごはんは「軟飯」から「お粥」へと進む．

　副食は「きざみ」から「超きざみ」へといき，このあとは「ペースト食」を経て，主副混合の「ペースト・ミキサー食」にいたる．

　もう1つのルートは，「介助」にある．介助することで，食べるスピードをアップ

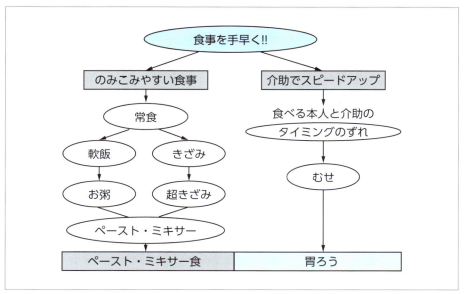
図32　施設介護における胃ろうへの道

しようとする．しかし介助は本人の食べてのみこむタイミングとの間にズレを生じるから，むせが発生し，食事形態の軟食化による咀しゃく機能の低下も重なってむせは次第にひどくなり，"誤嚥性肺炎を予防する"という誤った知識のもとで胃ろう造設が行われる．

　介護が胃ろうをつくる，と極言してもよいほどであると実態をみるたびに私は思っている．

3）施設介護（特養ホーム）の実態から

　2011年の老施協による調査をもとに，特養ホームを例として施設介護にみられる実態をみてみよう．ここでいう「施設介護」とは介護職のみを指していうのではなく，「広義の介護」にかかわる全職種（看護師，医師）も含むことをあらかじめお断りしておく．

特養ホームにおける胃ろう・経管栄養
（以下ほとんどを占める「胃ろう」に統一，経管栄養の表現は割愛）
①回答者の属性
　この調査への回答施設1230（回収率61.5％）に入所している胃ろう者は7,005名で，1施設平均で定員の10.5％だった．
　男女比は1：4，平均年齢85.1歳（46〜110歳），平均介護度4.8，胃ろう後期間35.3カ月．

②胃ろうになった時期

入所前 2,409 人（34.4％），入所後 3,818 人（58.5％），無回答 755 人（10.8％）.

ここで注目したいのは 6 割近い胃ろう者が特養ホーム入所後につくられたという事実である.

本章は胃ろうを外して経口常食に回復させる理論と実践を目的に書かれている．その現場ではむしろ逆に"胃ろうがつくられている"という実態がある.

③胃ろうになった原因

原因として回答が示したのは，頻回なむせこみと誤嚥性肺炎の再発 2,624 人（37.5％），認知症により経口摂取困難 1,747 人（24.9％），その他 1,837 人（26.2％），無回答 228 人（3.3％）である.

前項で約 6 割の胃ろう者が入所後につくられていることを知った.

その原因でもっとも多い，「頻回なむせこみ」は「やわらかい食事」（後に詳しくそのメカニズムを示す）と「食事介助」がつくり出したものである．誤嚥性肺炎の再発は，"胃ろう造設は誤嚥性肺炎の予防にならない"という知識がないための誤解である．これには施設の看護師，医師，造設術を行う医療機関に責任がある.

もう 1 つの原因としてあげられた「認知症で経口摂取困難」は，在宅生活者でもよく耳にするが，これは認知症のためではなく「脱水症」による摂食障害の可能性が大いに疑われる．これも介護に責任がある.

水分ケアのしっかりしている特養ホームでは，このような事実はないことはよく知られている.

❺ 胃ろうになったらどうなるか

胃ろうは，栄養学的にみればただ単に栄養物の取り入れかたを"口から直接胃に"変えただけである．したがって理論的には，胃ろうになっても立ったり歩いたり，散歩に出かけたり，スポーツをやってもいい．こういう活動を禁ずる理由は何もない．それどころか，胃ろうは，ものを食べられなくなった人たちに栄養補給の新しいルートをつくり，"再び元気にする"ためのものだったはずだから，散歩したりスポーツをしたりという生活はむしろ歓迎されるべきものであったはずである.

胃ろう後に期待されていたこうした生活は決して得られない.

その最大の原因は，胃ろう後のケアがよくないからである.

おむつゼロを実現するような「ケアの質の高い施設」では，毎年，年間で胃ろうになる例はゼロという報告はめずらしくない．特養ホームで重度者ばかりといえる施設であるにもかかわらず.

こうしたすぐれた施設では，認知症といえども水分補給をしっかり行って"口から食べない"状態をつくらないからである．ほぼ全員が常食を食べ，常食だからよく噛

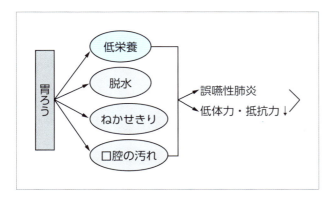

図33 胃ろう後のケアが悪いためにおこる「合併症」

み，その結果むせることもない．またみだりに食事介助をしないから，本人の摂食と介助のタイミングのズレも生じずむせもおこらない．

　胃ろう後のケアがわるいと図33のような「合併症」をつくる．多くの人は，胃ろうの前のケアがわるいために胃ろうになり，口から美味しい食事をとるという楽しみを失ったうえに，胃ろう後もいくつもの合併症を背負うことになる．悲劇に悲劇を重ねられている．

1）低栄養

　胃ろうになったからといって，補給する栄養量（kcal）を少なくすべしとはどのテキストにも書かれていない．一日の活動に必要な栄養量は確保しなくてはならない．しかし表10（86ページ）でみたように，胃ろう・経管の人の栄養量は非常に少なく，この数値では基礎代謝量にも達しない．基礎代謝量に足りなければ，生命を維持するためのエネルギーを栄養物でまかなうことはできず，自分の筋肉を食いつぶして補給するしかない．このため胃ろう者は次第にやせ衰えていく．

2）脱水

　提供すべき栄養量へのいいかげんさは，水分補給にも現れてくる．胃ろうの人たちの脱水症は，医療職（主に看護師が支配権をもっていることが多い）の知識のなさから生じる．具体的にいえば，補給すべき水分量の計算ができないのである．

胃ろう者への水分補給の計算
　高齢者に必要な1日の水分量は次のとおりで，このうちの「飲水」「食事」からとる水分が「栄養剤に含まれる水分」と「補充水分」でとられる必要がある．燃焼水は細胞の中のエネルギー代謝で生まれる水分なので，外から補充する必要はない．

＊そうすると「外から」補給する水分は，飲水＋食事の 2,200〜2,500 ml となる．

＊いま，エンシュア・リキッド®1,000 ml（一般的な 1 パック-250 ml，250 kcal の ものでは 1 日 4 パック使用）の場合は，2,200〜2,500−1,000＝1,200〜1,500 ml の水分を補充する必要がある．

＊実践的には「トータル水分量」を決めておいて，使用する栄養剤の溶液の量（ml） に対して補充する水分量を決める．

〈1 日の水分量〉

飲水　1,500
食事　700〜1,000　　計　2,200〜1,500→エンシュア・リキッド®1,000 ml

補充水分 1,200〜1,500 ml

　日本の特養ホームで初めてすべての胃ろう（9 名）を経口常食に変えた沖縄県 S ホームでは，トータル水分量を 2,500 ml と決めて，そこから栄養剤の溶液量を引いて補充水分量を決定していたという．S ホームは 2014 年に 9 名の胃ろう全員を経口常食に変えた．

　脱水は誤嚥性肺炎をおこす最大の要因であるので，胃ろう後の水分補給は正しい計算にもとづいて行わなければならない．

3）ねかせきり

　胃ろうの手術が行われると，周囲が“もうダメだ”“ターミナルステージ（終末期）だ”と決めつけてねかせきりにしてしまうことが多い．

　先に述べたように，胃ろうは単に栄養補給ルートが変わっただけなのだから，胃ろう手術後といえども“どんな活動をしてもかまわない”．ベッドでねている時間は睡眠時間で十分である．

　栄養剤の注入も，仰臥位では胃からの逆流のおそれがあるから，「座位」で行うほうがよい．こういうときにこそリクライニング車椅子を使う．

4）口腔の汚れ

　“もう口から食べなくなったのだから”と，口腔ケアをきちんと行わないケースが目立つ．たしかに食べかす（食物残渣）はなくなるものの，口腔内は多数の細菌で汚れていく．口腔ケアが，食べかすを除く作用だけでなく，細菌を含んだ口腔内を清潔にし，口の動きや免疫力を向上させる方法であることを知っておかねばならない．

　胃ろう後の口腔ケアの手抜きで，舌をはじめ口の中はカビだらけという例をみることがある．不潔な口腔は誤嚥性肺炎の原因である．

6 胃ろうと誤嚥性肺炎—胃ろうが誤嚥性肺炎の誘因

"再び誤嚥性肺炎をおこさぬために胃ろうにする"といった意見がある．
これは誤った考え方であることがこの「胃ろう・経管に関する実態調査」でもわかった．図34は胃ろうになったあとの合併症のデータ（重複回答）である．
胃ろう者の24.7%が再び誤嚥性肺炎をおこしている．本来はこれがゼロまたはそれに近い数値になるはずだった．驚くほど高い数値である．一般の（胃ろうでない）要介護高齢者が肺炎にかかる率はほんの数%（筆者らの別の調査では特養ホームで約8%）だから，この24.7%という数値は，むしろ"胃ろうが誤嚥性肺炎の誘因となっている"，可能性があることを示している．
それはなぜかを考えてみよう[22,23]．

胃ろうが誤嚥性肺炎の誘因となるメカニズム

正確にいえば，胃ろうのケアが誤嚥性肺炎の誘因となっている．胃ろうが直接に誤嚥性肺炎をおこすわけではない．

①まず脱水

脱水は覚醒水準を低下させ，全身の活動性を低下させる．全身の一部である口腔の動きも鈍くなる．私たちは食べていないときでも，口に出てくるだ液（口を洗浄している）を嚥下運動で飲みこんでいる．口の動きが鈍くなるということはこの嚥下運動も鈍くなることで，この結果，だ液が気管に入りこみやすくなる．つまり誤嚥がおこるということで，脱水はまさに誤嚥の可能性を大きくする．

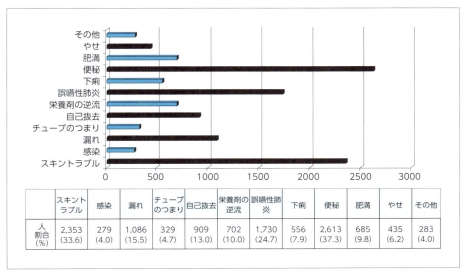

図34 胃ろう後の合併症（重複回答）．誤嚥性肺炎が第3位（24.7%）となっている．

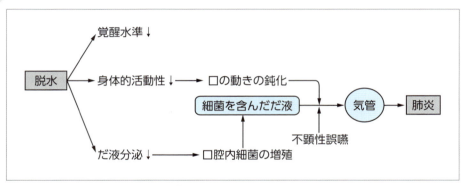

図35 脱水が誤嚥性肺炎をつくるプロセス

　脱水によるもう1つの影響は，だ液の量が減ることである．だ液は正常な場合に1日1～1.5 l というかなり多量が分泌され，口を洗浄している．脱水そのものがだ液の分泌量を少なくするうえに，胃ろうになると口での咀しゃく運動がなくなり，咀しゃくによって誘発されるだ液分泌がない．

　だ液による口の洗浄（これを自浄作用という）は，口腔内に増殖してくる細菌を洗い流すはたらきをしている．このはたらきが脱水によって失われ，口腔内は細菌の"巣"になってしまう．たっぷりと細菌を含んだだ液が気管から肺に落ちていき，体力と抵抗力の弱まった体では肺炎へと発展しやすい．

　ふつうはだ液が気管に入ると，むせたり咳が出て外にはじき飛ばす．しかし老化によってこの反射が鈍くなっていると，むせや咳のないままにだ液が気管に入る．これを「不顕性誤嚥」という．不顕性とは"症状（むせなど）として現れない"という意味である．夜間の睡眠のための仰臥位は気管に入りやすい角度で，睡眠中や，またベッドでねている時間の多い人で不顕性誤嚥がおこりやすい．以上をまとめたのが図35である．

②低栄養とねかせきり

　低栄養が体力を奪い，病気への抵抗力を失わせるのはいうまでもない．

　口腔内細菌による誤嚥性肺炎の場合，その菌は弱毒菌で，肺に入ってから肺炎にいたるまでの期間は比較的長いとされている．いいかえれば，肺の中で"ゆっくり"と増殖していき，肺炎をひきおこしていく．個人差も大きいとされている．体力があり免疫力が落ちていなければ当然発病は免れるだろう．低栄養はこの力を奪ってしまう．

　ねかせきりは，食道と気管の位置関係から，だ液が気管に流れこみやすい状態をつくり出す．"誤嚥性肺炎誘発姿勢"だといってもよいくらいである．

　ねかせきりは，当然のことに立つ機会も歩く機会もない．

　立つこと，特に歩くという運動は呼吸器の機能を活発にする．呼吸器疾患のリハには必ず「歩く」という活動が取り入れられている．これは歩行という全身運動が全身の酸素必要度を増し，それが呼吸機能を活性化させることを利用している．呼吸器の

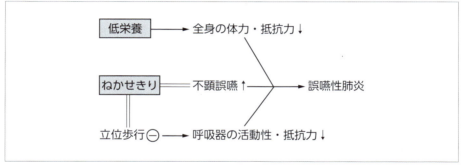

図36 低栄養とねかせきりは誤嚥性肺炎のリスクを増大させる

はたらきが活発になれば，肺の中にある痰の吸収や，外への咳出や，あるいは細菌への抵抗力も増して肺炎への道を妨げる可能性をもたらす．ねかせきりはこの最後の抵抗の手段を奪うものといえる（図36）．

③胃からの逆流

　胃の上端には噴門というバルブがあって胃から食道への逆流が防止されているが，この作用が弱まることが指摘されている[24]．

　以上にみたように，胃ろう後のケアのわるさが誤嚥性肺炎を誘発するといえる．その結果が先の合併症のデータである．

7 胃ろう，ミキサー食を経口常食へ

　特養ホームでは，表9（86ページ）で示したように約半数の要介護高齢者が胃ろうを含む「常食以外の食形態」で食事を提供されている．

　介護における常食化への取り組みは，図18（48ページ）で示したように「全員常食」を達成し，皆が"豊かな食生活"を満喫している．

　胃ろうについていえば，胃ろう造設後「2年以内」の例は100％経口常食に回復できるようになった．

1) 基礎理論―従来の摂食嚥下障害リハビリテーションとの根本的ちがい

嚥下反射障害説

　これまでの摂食嚥下障害リハでは，摂食嚥下障害の原因は「嚥下反射」の消失または障害にあるとみられていた．筆者も40年におよぶリハ専門医としての活動のあい

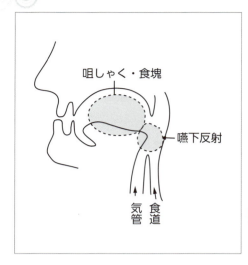

図37 咀しゃく機能障害説は口腔の諸機能に焦点をあて，咀しゃくから食塊形成までを問題にする．一方従来からあるのは嚥下反射障害説で，咽頭部における嚥下を問題とする．

だそのようにとらえていた（後に間違いであることがわかった）．

咀しゃく機能障害説

　いま，特養ホームでさかんに進められている「胃ろう外し」と「全員常食」のケアがほぼ100％に近い成果を達成しているのは，嚥下反射障害説を棄てて「咀しゃく機能障害説」にいたったからである．

　両者のちがいを簡略に示す（図37）．

　咀しゃく機能障害説は，咀しゃくを中心として最終的には安全な嚥下を可能とする「食塊」をつくる過程が障害されているとする筆者らの考えである．"咀しゃく・食塊形成障害"と表現してもいい．嚥下反射障害説（従来からある考え方）が，嚥下の瞬間の，部位的には咽頭部の動きに焦点を合わせているのに対して，咀しゃく機能障害説は食物が「準備期」から「口腔期」にあるときに焦点を合わせ，部位からいえば図に示すように口腔における諸機能を問題にしている．

嚥下は反射か協調運動か（図38）

　両者（嚥下反射障害説と咀しゃく機能障害説）を分けているちがいは次にまとめることができる．

> 嚥下は嚥下「反射」で行われているのか，咀しゃくの結果として行われているのか．

嚥下の瞬間の動き

　咀しゃくが完了して食塊が奥に送られていくと，「舌が挙上」して軟口蓋を押し上げて食塊は咽頭に入る．これと同時に喉頭が前上方に動いて「喉頭蓋が気管口を前後方

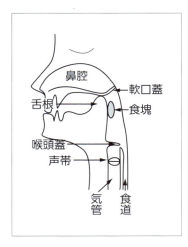

図38 いわゆる「嚥下反射」は舌根，軟口蓋，喉頭蓋，声帯などの動きを伴う協調した運動である．

向に閉鎖」し，同時に「声帯も（左右方向に）閉鎖」されて気管の閉鎖が完成し，この状態は嚥下の終了まで持続される．

一方，舌は嚥下中持続的に後方に移動しており，軟口蓋を押し上げ咽頭を気密状態にたもっている．この気密性と喉頭・咽頭との複雑な動きとで「陰圧」がつくられ，食物の通過を促進する．

以上，やや詳しく述べたのは，嚥下という現象がきわめて複雑で，しかも舌，軟口蓋，喉頭，咽頭という多くの部位がたくみに協調した運動であることを知ってほしかったからである．しかもこの動きは食材の物性と量によって時間に長短がある．

この動きは決して「反射」といえるものではなく，極めて精密に調整された「高度な協調運動」というべきなのである．たしかに舌が挙上して食塊が咽頭に入っていくところからは"不随意的に""反射的に"動きは進んでいくことはたしかであるけれど．

しかしその一方で，嚥下は口腔に何らかの食物がなければ生じないという事実や，食材の物性や量や粘稠度により咽頭通過時間が変化するなど，この嚥下運動はさまざまな条件で変化することをテキストは伝えている[22]．

そうであるならば，私たちの関心は何が安全な嚥下運動をもたらすかに向けられる．

2）咀しゃくと嚥下

私たちはふつうの食物をとるときに「咀しゃく」を行っている．

筆者が20〜40代の介護職で調べたところ，一口大のクラッカーを食べるのに行われた咀しゃく回数は，20〜30回である（一般に男性が少なく，太っている人-BMI値の大きい人が回数が少ないという傾向あり）．そして1日3回の食事での咀しゃく回数は約2,500回という結果を得た（対象者800人ほど）．これだけ多くの咀しゃくを

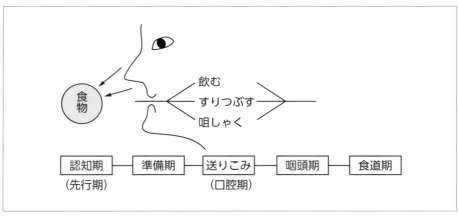

図39　食物の認知から始まる嚥下終了までのプロセス

行ってふつうの食事が行われていることがわかる．

　食物を前にした状態から嚥下が終了するまでのプロセスをみてみよう（図39）．

　〈認知期（先行期）〉　私たちはまず目の前のものを視覚や嗅覚などで「食べ物」と認知する．これによって食べるという行動が準備体勢に入る．認知症や覚醒水準の低い場合には，この準備体勢が不十分でその後の摂食が円滑にすすまないことがある．

　〈準備期〉　食物を噛み砕いてだ液を混ぜあわせて食塊をつくるまでをいう．このあとの咽頭への送りこみと咽頭期の嚥下への準備段階という意味で準備期の名がある．口の中に入った食物（広義）は，水分ならそのまま「飲み」，クリームやゼリーあるいはお粥などは舌と口蓋で「すりつぶし」，それ以外の食材は「咀しゃく」される．これらは口に入った瞬間に感覚され，飲むものか，すりつぶすものか，咀しゃくするものかが決定されそのように処理される．

　経口常食に戻すには，その食材が"咀しゃくすべきもの"との感覚を与えることが必要になる．特に胃ろうで長期間経口摂取していない場合には，この感覚の廃用から咀しゃく運動がおこらなかったりする．またミキサー食が続いた例では，"飲む"ことが習慣化してしまい，常食のごはんを丸のみして窒息の危険が生じる．これらの例では事前に「咀しゃく訓練」を必要とする．

　咀しゃくして摂取することができれば水を飲んだり，ゼリーをすりつぶして嚥下することはむずかしくはない．胃ろうやミキサー食を経口常食に戻すために，この「準備期」の機能再建が鍵を握っている．

　〈送りこみ（口腔期）〉　咀しゃくされ「食塊」となった食べものが，舌と口蓋の圧力と重力の作用で咽頭に送られる．食塊の量，性状，形状がこれに影響する．舌は食物をすくい上げ，次には上方にもち上がって口蓋と接触することで，食塊がしぼり出されるように咽頭に移動する．このときに口を閉じ，前歯が食物をこぼさぬよう壁をつくっていることが必要となる．

　〈咽頭期〉　口腔期から送りこまれた食塊を受けとり嚥下するまでの時期である．こ

こでは嚥下される食塊の物性は一定となっており，1回あたり（平均）21 mlずつ嚥下される．これをその人の至適嚥下量とよんでいる．多くても少なくても嚥下しにくいといわれている．

嚥下のための動きとしては，舌の挙上，喉頭と喉頭蓋と声帯の動き，これらの結果としての咽頭内の陰圧など，一瞬の協調運動として行われる．

3）摂食嚥下の主役としての咀しゃく

安全な摂食嚥下は，どれほど良好な食塊がつくれるかに大きく関係している．この食塊づくりが「咀しゃく」とよばれる一連の活動の結果である．一口大のクラッカーに20〜30回の咀しゃくを行っているというのは，その回数の咀しゃくで円滑に嚥下される食塊をつくっていることになる．

「安全な嚥下」とは，食塊としてひとかたまりの食物が気管に侵入することなく，つまりむせることなくスムーズに食道に入っていくことを示している．

咀しゃくは，食べものを噛み砕く機能，舌を動かして均一の細かさにする機能，さらにだ液分泌を促す機能，だ液を混ぜ合わせる機能と，要するに食塊をつくるほとんどの工程を行っている．

食物が口中にあるときは，舌は単独で動くことはなく，咀しゃく運動に合わせて動く．

舌は，噛み砕きの不十分な食物片を臼歯のもとに運び，細かく砕かせ，もとの食塊のところに運んで混ぜ合わせ，舌下からだ液をすくい上げて食塊に混ぜる．舌は働き者だが，これらの動きは咀しゃく運動にともなって行われる．

咀しゃく運動はだ液分泌を促し，だ液が足りないときは咀しゃくをくり返して必要量になるようにする．

こうした事実をみると，咀しゃくが口腔の機能の主役だといっても過言ではない．

4）基礎理論のまとめ―咀しゃく機能の回復

これまでの検討が示しているのは，胃ろうから経口常食への道は，「嚥下反射の回復」ではなくて「咀しゃく機能の回復」にかかっている，ということである．

ここで咀しゃく機能を主役とする口腔内の現象をみてみよう（図40）．

口の中に食べものが入り，咀しゃくが開始されてまずは噛み砕かれていく．舌はこの噛み砕きが円滑に行われるように食べものの位置を調整し，その一方でだ液を舌下から汲み上げてこまかくなっていく食べものに混ぜあわせる．この間の食材の変化は，口腔内粘膜で感覚され，中脳・橋・小脳に送られ，咀しゃくの継続と終了，後方への送りこみや嚥下運動の開始などの制御をうける．

だ液がまじってひとかたまりとなった「食塊」の「硬さ」，「凝集性」（まとまり具

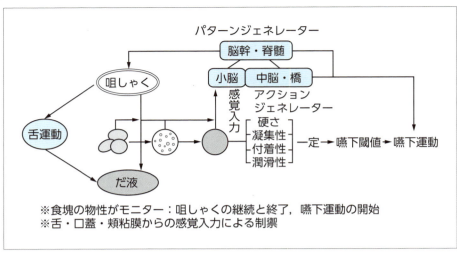

図40 咀しゃくを主役とする口腔機能によって一定の物性（嚥下域値）の食塊がつくられ嚥下が行われる．

合），「付着性」（周囲との付着のしにくさ），「潤滑性」（表面のすべりやすさ）が，嚥下にふさわしい状態となったときにそれを「嚥下閾値」とよび，嚥下運動が始まる．この嚥下閾値は，個人によるちがいはあるものの，食塊の硬さ・凝集性・付着性・潤滑性は，どのような食材を食べても「一定」になるといわれている．まさに嚥下が開始される物理的閾値である．嚥下可能な一定の物性（嚥下閾値）に達した食塊が口腔内の感覚でキャッチされ，嚥下運動が始まる[26〜29]．

　安全で円滑な嚥下，よくコントロールされた嚥下を決定づけるのは「食塊の性状」なのである．くり返しになるが，「よい食塊」をつくるのは「咀しゃく」なのである．

　摂食嚥下機能を失ったとみられて胃ろうや経管栄養になった人たちを，再び元の「経口」「常食」に戻すのは，嚥下反射の回復などというものではなく，咀しゃく（を中心とする）機能の回復である．

　術後2年までの胃ろう・経管なら100％元の経口常食に戻す私たちのアプローチでは，「嚥下反射」はまったく問題にされず，当初は行われていた「空のみテスト」「水のみテスト」もいまでは行われていない．

忘れられない患者

　筆者が某大学病院のリハセンターを主宰していたとき，重度の左片麻痺で嚥下障害の男性でどうしても経口摂取が不可能なため経鼻経管栄養で退院してもらった例（Aさんとよぼう）がいた．退院のときには"口から飲み食いしてはいけない"と厳重に言って帰した．

　ところがAさんは1カ月後にふつうに食事ができるようになって外来に現れた．奥さんに尋ねると，退院して間もなくAさんは故郷のさぬきうどんを食べたい，たとえ肺炎になって死んでもいいから，と止める奥さんに懇願し続けたという．と

うとうAさんの願いに負けた奥さんがうどんを少量口に入れてやると、たんねんに噛みしめ噛みしめしてのみこみ、むせることはなかったという。それに気をよくしたAさんは、やがてうどんの全量を用心しながら食べ、他の食事も口から食べるようになり、経管も自分で外して私たちの外来に現れたという次第である。

私たちのリハセンターはほとんど脳卒中の患者で占められ、摂食嚥下障害も一定の割合であり、回復しなかった人たちは当時は経管の時代で、鼻からチューブを入れて退院していった。

中には例外と思われたが自然回復する人もいて、Aさんもその一人と思っていたが、いまではこの考えも間違っていたと思っている。もしAさんを入院中に咀しゃくする食材でトレーニングしていたら経口摂取に回復していた可能性がある。段階的な食事訓練は、粘度のあるジュースやお粥から始まるが、これらは咀しゃくを必要としない。咀しゃくしなければ食塊はつくられず、しかも液状に近い食材は送りこみのコントロールがしにくいという欠点があって、一気に咽頭部へ流れこんで気管に入る危険性は固形食材よりはるかに高い。

Aさんはコシの硬いさぬきうどんを噛みしめ噛みしめ、十分に咀しゃくしたためにむせることなく経口摂取を獲得したのだといえる。

すべての例が回復する保証はできないが、脳卒中の嚥下障害に「咀しゃく」の考え方でアプローチする価値はある。また重症脳卒中の摂食嚥下障害は、嚥下反射の問題ではなく咀しゃく運動の障害なのかもしれないと疑い、実際にそのような例を経験しつつある。

脳卒中等の摂食嚥下障害―原因は口腔の広範な感覚運動障害による咀しゃく機能障害

脳卒中では片側の顔面神経麻痺や三叉神経麻痺が生じて咀しゃく筋群などを障害する。食物の噛み砕きやだ液の混ぜ合わせなどに重要かつ精密な働きをもつ舌の動きも障害される。食物が咀しゃくされて食塊がつくられていく過程では、たとえば咀しゃくを続けるべきか否か、食塊の物理的性質などのモニターはすべて口腔内の感覚機能によって行われている（図40）。この感覚も脳卒中によって障害される。

脳卒中では十分かつ円滑な咀しゃくが行われず、嚥下閾値に達した安全な食塊をつくることが困難－これが脳卒中の"嚥下障害"の根本原因だと考えられる。

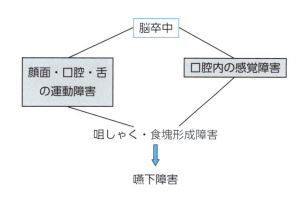

8 経口常食に移行するためのケアプラン

　次に経口常食に移行するための5つのケアプランを紹介する．次のどれ1つが欠けても経口常食は達成できないと考えておく必要がある．

胃ろうから経口常食への5つのケアプラン

1. トータル水分量　2,200～2,500 ml 以上
2. 食事姿勢はふつうの椅子で
3. （できるだけ）自立摂取
4. 義歯の調整
5. 常食からスタート

1）トータル水分量　2,200～2,500 ml 以上

　トータル水分量とはすでに述べたように，注入される栄養剤の溶液の量〔例：エンシュア・リキッド® 1パック250 ml（250 kcalとの表示の250 ml）〕と，補充する水分（微温湯）の合計をいう．

　特養ホーム介護職に対する介護力向上講習会の調査では，トータル水分量2,200 ml以下では経口常食に達しない，という結果が示された．これに対してトータル水分量は多いほどよい成果が得られることがわかっており，「常食100％」を目標にする特養ホームのほとんどは「トータル水分2,500 ml」でスタートしている．

　水分の効用のまず第一は，脱水症に陥っていることの多い胃ろう者の脱水を解決するところにある．脱水症を放置していてはどんなケアも無駄に終わる．

　脱水を克服するということは覚醒水準を正常状態に戻すということで，これは食べる行為の出発点となる「食物の認知」を可能とする．目の前のものが，食べ物で，しかも自分がこれから食べるもの，という認知は，しばらく経口摂取から遠ざかっていた人に食べる構えをつくらせる効果をもち，認知症の人にとっては一層必要なケアだといえる．

　十分な水分補給は，だ液の分泌量を多くする．脱水は乾燥状態の口をつくってきた．乾燥し干からびたようになった舌は，かたく萎縮し本来の活発な動きはできない．元の舌に戻す条件のひとつが水分補給である．

　十分な水分補給は，すでに学んだように全身の細胞を活性化させ，身体的な活動を可能とする．口腔の咀しゃくや舌の動きに関係する筋肉も，十分な水分を得てはじめて正常な活動性を回復することができる．

表 12 意識レベルとむせの状態．「深刻なむせ」とは 1 口ごとにむせがおこる状態を指している．

	意識レベル		
	問題なし	活動時以外低下	終日低下
むせ	916 名 (28.9%)	836 名 (55.4%)	454 名 (72.4%)
深刻なむせ	30 名 (0.9%)	40 名 (4.8%)	34 名 (5.4%)

＊意識レベルが下がるほどむせがふえる

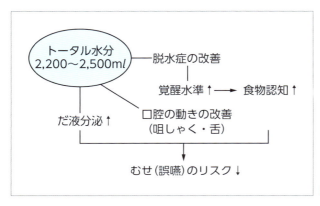

図 41 トータル水分の増加とその影響

むせによる実証

水分摂取は意識レベル（覚醒水準）に影響するから，この意識レベルが「むせ」の発生にどのように影響するかをみたのが次の表である（表 12）．

「むせ」はだ液や食物片（胃ろうの場合はだ液）が気管に入った証拠で，つまりは誤嚥の徴候である．

意識レベルが下がり，低下ぶりがひどくなるにつれて（活動的低下から終日低下）むせがひどくなることがわかる．

これらのデータから，トータル水分量の増加（2,200〜2,500 ml 以上）は図 41 に示すような作用を行うことがわかる．

2）食事姿勢

食事姿勢は咬合力に大いに影響する．守るべきポイントは 2 つある．

1 つめに「車椅子のまま食事をしないこと」，つまり，食堂ではふつうの椅子に移動して食べることである．

2 つめに「両足底を床につけた姿勢で食べること」，これも咬合力に影響する．

車椅子上の姿勢は，高齢者に多い円背のままテーブルに向かい，顔は仰向けの角度になりがちである．

姿勢とむせの関係をみてみよう（表 13）．

表 13　食事姿勢とむせ．姿勢が悪いとむせる，つまり誤嚥の可能性が増す．

	ベッド上	車椅子	椅子
むせ	168 名 （18.2%）	991 名 （24.4%）	180 名 （12.3%）
深刻なむせ	45 名 （4.9%）	93 名 （4.5%）	11 名 （0.8%）

表 14　食事動作（自立か介助か）とむせ

	食事動作	
	自立	介助
むせ	379 名 （11.1%）	951 名 （32.2%）
深刻なむせ	29 名 （0.9%）	123 名 （4.2%）

　「ベッド上」に座って食べるのと，食堂に出るものの「車椅子」のまま食べるのとでは，深刻なむせはそれほど変わらない．車椅子の姿勢はベッドで座っているのとほとんど変わらないことを示している．

　一方，ふつうの椅子に腰かけるとむせは大幅に減る．姿勢が誤嚥に大いに関係していることがわかる．

3）自力摂取

　介助ではなく自分の手で食事を食べることが重要である．「摂食」という行為は，自分の前にあるものが食べ物で，なおかつ"自分が食べるもの"という認知からスタートする．この認知がなければ食べるという行為は始まらない．そして実際の食べるという行為は，自分の手で口に運ぶことで具体化される．

　自力で食べることの重要性は，食べる「タイミング」を整えることである．咀しゃくから嚥下にいたる一連の動きには固有のタイミングがあり，そのタイミングは本人だけが知っていることで，介助者には本質的に知りえない．実際に私たちは自分の手で食べているかぎりほとんどむせることはない．一方，多く介助している特養ホームの食堂では「むせの大合唱」を聞くことが少なくない．

　食事の自立・介助とむせとの関係を表 14 にみる．自立者にむせが極めて少ないことがわかる．

　しかし胃ろう歴が長くなると自力摂取から遠ざかっていたため，これを促してもすぐには応じられない．「できるだけ早い時期に自力摂取」を努力目標として，実際には介助で進めていくしかないことが多い．ただし，自分で食べたくなるような魅力のある食べものだと自力摂取する，ということがあるので，"食べたくなる"ような食事を

表 15　義歯とむせ

		義　歯			
		適合良好	適合不良	使用せず	必要なし
むせ		272 名 （13.1%）	163 名 （27.1%）	511 名 （26.3%）	363 名 （21.0%）
	深刻なむせ	23 名 （1.1%）	15 名 （2.5%）	65 名 （3.3%）	46 名 （2.7%）

＊適合良好な義歯がもっともむせが少ない

用意するとよい．この点ですぐれているのは「レストランでの食事」である．レストランで出される食事はいわゆる「ハレの食事」として受けとられ，独特の魅力をもっている．

4）義歯

　咀しゃく機能障害説（96 ページ）の立場からは，咀しゃくの装置たる歯と義歯の重要性は強調しすぎることはない．特に 65 歳以上の 8 割が部分義歯か総義歯を装着しているといわれる状況にあって，義歯の「適合性」は咀しゃくそのものに重大な影響を与えて摂食嚥下全体に影響していく．介護現場では，義歯は備えているものの使用しないという例も少なくない．これは不適合のため使用を諦めたのであろう．その口でどのような食生活となっているのか．

　義歯の適合性が不良ならば咀しゃくに影響し，それは口腔機能をおかし，結果的に良好な食塊がつくれず，それが安全な嚥下を障害してむせをひきおこす．

　義歯とむせとの関係をみると，適合良好にくらべて適合不良では 2 倍以上深刻なむせが多いことがわかる（表 15）．

　ここで注目したいのは「義歯使用せず」では適合良好の 3 倍以上深刻なむせが多いことで，義歯がないとむせが多くなる，つまり口腔機能が十分に機能しないことを示している．さらに注目すべきは「必要なし」群である．これは自歯が多く残っているために義歯不要という人たちだが，この人たちでむしろむせが多いということである．これは高齢になると歯がまったく健康ということはありえず，虫歯や歯周病などを持っていて，かえって適合良好な義歯よりもむせが多くなることを示しているのだろう．

　8020 運動（80 歳で 20 本の歯）もあって自歯が残ることは貴重だが，同時に良好な義歯の機能も忘れてはならないのである．

5）常食

　摂食嚥下障害は，嚥下反射の問題ではなく（もともと嚥下反射なる事象はなく，いくつもの動きの協調した嚥下運動があるのみである），咀しゃく機能障害が主たる原

因であるとすれば，摂食嚥下の回復には「咀しゃく機能の回復」こそ中心となるべきである．

咀しゃく機能を回復させようとするとき，その「回復訓練」に用いる食材は"咀しゃく回数の多いもの"でなければならない．

咀しゃく回数のもっとも多いものは「常食」である．

したがって，胃ろうから経口摂食への移行をはかるときの練習に用いる素材は「常食」で訓練する必要がある．なぜなら私たちが回復させようとする機能は「咀しゃく嚥下機能」だからである．

先に食物の摂食のしかたに「飲む」「すりつぶす」「咀しゃくする」の3種類があることを述べた（図39参照）．これは食材によって使いわけられていて，「液体」は飲む，「粥」はすりつぶす，いわゆる「常食」は咀しゃくする．その食材が口に入ると同時に，その物性が感覚されて瞬時に摂食のしかたが決定される．ジュースを咀しゃくすることはなく，ごはんをすりつぶすこともない．

私たちが獲得しようとしているのは「常食の摂食機能」である．お粥やミキサー食がとれればいいというわけではない．

そうなると，常食は咀しゃくでしか摂食できないから，咀しゃく機能の回復こそが目的となる．くどいようだが，「すりつぶし」でも「飲む」機能でもない．この3者では口腔の筋肉の運動もまったくちがうというのは考えてみればすぐわかるだろう．

常食はもっとも安全な食形態

経口摂取への練習を「常食」で始めるというと，介護職も摂食嚥下リハの「専門家」たちもみな怯える．"誤嚥をおこして危険だ"という．

もっとも安全なのは「常食」である[27,28]．

表16 食形態とむせ

| | 主　食 | | | | 注) |
	常食	軟食	お粥	ペーストミキサー	1日1〜2回から1口3回以上までのむせの合計
む　せ[注]	234名(21.8%)	229名(35.6%)	1,244名(41.5%)	611名(72.6%)	
深刻なむせ	8名(0.7%)	3名(0.5%)	5.6名(1.8%)	46名(5.5%)	

＊食形態が軟食化するほどむせがふえる
＊むせるから軟食にするのか，軟食にするからむせるのか
＊「常食」がもっともむせが少ない

表17 常食変更前後のむせの状況（変化）

開始時		常食移行後のむせ				
むせ	人数	なし	1~2/日	1~2/食	1~2/口	3以上/口
なし	26	26				
1~2/日	7	2	5*			
1~2/食	2		1	1*		
1~2/口	1					
3以上/口	1					1*

1~2/日　1日に1~2回のむせ
1~2/食　1回の食事で1~2回のむせ
1~2/口　1口ごとに1~2回のむせ
3以上/口　1口ごとに3回以上のむせ

　なぜなら，すでに述べているように常食がもっとも咀しゃく回数が多いからである．"やわらかいごはん"，いわゆる「軟飯」とよばれるものまでは咀しゃくされるが，お粥は咀しゃくではなくすりつぶしの対象となる．

　食形態とその"危険度"をむせとの関係でみてみよう（表16）．

　結果は一目瞭然で，やわらかくなるほど，深刻なむせ（それ以外のむせも）が増えることがわかる．

　やわらかくなる，というのは「流動性」が増すことである．私たちでも固形物よりも水のほうがむせやすいように，流動性が増すと咽頭部を下がっていく速さに喉頭蓋の気管閉鎖が間に合わなくなっていく．高齢者は一般にこの閉鎖が遅くなるからでもある．

　もう1つの実験的な試みを紹介する．

　某老健施設で"全員常食"を達成するにあたって，常食の安全性を立証するために行ったものである．

　この施設の入所者のうち，常食以外の人たち，具体的には「お粥・きざみ食」「ペースト食」「ミキサー食」の人たちをある日の昼食から"一斉に，全員を常食に"変更し，むせの推移をみたのである（表17）．

　結果は次のようであった．

＊常食に変更してむせが増えた例は1例もなかった（悪化例はない）．

＊それどころか，むせ「なし」が2例増えて26例が28例となった．

＊むせの状態に改善があったのが3例．

＊むせのあった10例は，この実験後3日~1週間のあいだに全例「常食でむせなし」となり，これ以後この施設は全員に常食を提供している．

＊常食になれば在宅復帰後の家族への負担（食事を2種類つくる手間）もなくなる．

なぜ「段階的経口移行」は失敗するのか

嚥下障害のある人への食事として一般に用いられているのは次のようなものである．

〈重症〜中等症〉
　ゼリー食（ジュース・スープをゼラチンで固めたもの），プリン，ヨーグルト，アイスクリームなど
〈中等症〉
　ペースト食，ミキサー食
〈中等症〜軽症〉
　全粥，パン粥，ポタージュ，煮魚などの一口大のもの

これらをみてわかるのは，「飲む」「すりつぶす」機能のみを対象にしていて，「咀しゃく」を対象としていないという事実である．

すりつぶす摂食の練習とその機能向上は咀しゃく機能の改善に役立たない．両者は口腔の動きがまったく異なるからである．

飲む→嚥下，すりつぶす→嚥下の一連の練習は嚥下運動の改善をもたらすという理論的保証はどこにもない．

以上をまとめると次のようになるといえる．

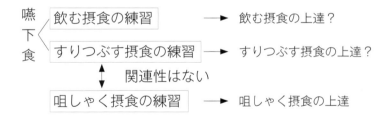

6）運動学習の理論にもとづいて―食べかたを忘れた

私たちの前には，胃ろうや経管，あるいはミキサー食となって何カ月も何年も経過した人たちがいる．
　この人たちを文化的で豊かな常食の世界へと戻ってもらうにはどうしたらよいのか，その方法の根底をなす理論や考え方はどのようなものか，ここから考えていこう．

何年も胃ろうになっていた人に，ためしにプリンを舌の上にのせて，食べられそうだったらどうぞ，噛んで味わうだけでもとすすめてみる．しかし本人は，舌の上のプリンをどう扱っていいかわからないようで，噛むには舌で臼歯のほうに運ばなければならないが，どうやればそれができるのかわからない様子である．まるで"口がとまどっている"ようにみえる．

　この様子をみていると，この人は長年の胃ろう生活で口から食べていないために"食べかたを忘れた"ことにすぐ気付く．口の動かしかた全体を忘れてしまったのである．いま見られるむせや誤嚥は，食べかたを忘れ，安全に食べられなくなった当然の結果なのである．

　そうであれば，忘れていた運動をもう一度可能にする理論，つまり「運動学習理論」の対象ということになる．

　表18は，沖縄県の特養ホームSと並んで，多数の胃ろう者を経口常食に戻している青森県弘前市SAでのものである．

　これをみると次のようにいえる．

> 胃ろう造設からの期間が長いほど回復に時間がかかる．

　この事実こそ，胃ろう者の経口摂取能力が運動学習理論の支配のもとにあることを示している．

　したがってその経口常食への練習は，原則に従って，常食を用いて行わねばならないことになる．常食がもっとも安全な食形態であることを知ったいまは，常食での練習を妨げるものは何もない．

　運動学習理論からみたときに，先の「段階的経口移行練習」は根拠がないとわかる．ゼリー食などによる練習は，咀しゃくをともなわないから，目標たる常食の摂食練習にならないのである．

表18　胃ろう造設から経口常食に到達した期間．1カ月以内に経口常食に達したものを短期成功例，1カ月以上かかったものを長期成功例，調査時にまだ達成できていない例を改善途中例としている．

	造設日〜開始時	造設日〜移行時	経口常食移行に要した期間
短期成功例 （2〜3食1カ月以内）	14.73（中央値7.00）	15.00（中央値7.00）	0.30
長期成功例 （2〜3食1カ月以上）	17.79（中央値11.00）	20.63（中央値12.00）	2.20
改善途中例	31.20（中央値12.00）	33.60*（中央値13.00）	―

＊調査時までの期間

運動学習理論にも「転移」という考えかたがある．陸上競技で，たとえば100mの短距離選手がウェイトトレーニングを行って，100mの記録の短縮をはかる，といったことである．筋肉トレーニングが走る速さに転移するという考え方である．しかしこの場合には，筋肉トレーニングのその筋肉が，同時に"走る"という運動に参加構成する要素でなければならない．

この点からみたときに，「飲む」「すりつぶす」という摂食のしかたは，それ自体が独立した方法であって，咀しゃくという運動の一部を構成するものではないことがわかる．

いくらゼリーで練習しても常食を食べることはできないのである．

7) 常食での練習における実践上の工夫や配慮

ある期間，常食を食べるための口腔機能を使っていなかったために，いくつかの工夫や配慮を必要とする．

総栄養量との関係に留意—補充を忘れずに

胃ろう者に常食で練習を始めても，その日から全量を常食で摂取できるわけではない．1〜2カ月あるいはそれ以上の期間をかけて，徐々に戻っていくのがほとんどである．

常食-咀しゃく摂食は口を動かすため，長期例では"口が疲れて"十分量が食べられず，栄養不足になりかねない．1日1,500kcalをめどに，食べた食事のカロリー数を計算し，足りない分は胃ろうからの栄養剤で補充する．この時期を「胃ろう・経口併用期」とよぶとよい．利用者は食事の回を重ねるごとに経口摂取でとれる栄養量は増えていく．

咀しゃく練習-するめ練習

食事の咀しゃくだけでなく，単独に咀しゃく運動の練習をするとよい．比較したデータをもたないが，食事だけ咀しゃくするよりも，別に咀しゃくのみの練習を行ったほうがよい結果が得られるようだ．

筆者は咀しゃく練習として「するめ」を勧めている．長いするめの一片は，まちがってのみ込む危険がなく，味があるために噛んでいて飽きがこない．

よく噛みなさい，一口30回噛みなさいと指示

しばらく口から食べていない胃ろう者は，口から常食が入ってきたときに，のむ，すりつぶす，咀しゃくする，のどの摂食のしかたで対処していいかわからず，そのままのみこんで窒息することがある．

ミキサー食だった人では，長い期間，口に食べ物が入ったらのみこむというパターンができあがっているため，これも常食を丸のみしようとして窒息の危険が生じる．これも一種の運動学習の結果である．

常食による練習を開始したら，よく噛むこと，一口30回噛むこと，を傍らで指示し続ける必要があり，これが自動的にできるようになったら指示を中止してよい．

正常な口腔機能を促進するための工夫
（1）咀しゃく運動の誘発―豆ごはん

食べものが口に入ると，それを「のむ・すりつぶす・咀しゃくする」のいずれかで摂取するかが判断され実行される．しかし長期に口で食べていないと，食べ物が入っても咀しゃくが開始されない．口腔内の感覚が鈍くなっているのかもしれない（感覚の廃用）．

そこで食べ物からの刺激を強めるために，ごはんの中に煮た豆を混ぜて，口に入れると"豆がゴロゴロ"とあたるようにしておく．これで咀しゃくが開始される例がある．要するに「感覚の強化」を行ったわけである．

（2）凝集性の補助―トロロごはん

咀しゃくして食塊をつくるとき，それはひとかたまりのものとしてまとめられなければならない．バラバラではコントロールのできない危険な食塊になってしまう．しばらく口で食べていなかった人では，食べ物をうまくまとめられない．舌の緻密な動きと口腔全体のバランスのよい動きが回復していないためだろう．この凝集性の低下した状態を補うために，はじめから相互にくっつけるものをごはんの中に混ぜておく．それがとろろごはんとなる．

ここに述べたのはわずかな工夫にすぎない．もっと経験を積めばより効果的な工夫が生まれるにちがいない．

第8章

介護と医療

1 介護と医療または医療と介護の関係

　近年,「医療と介護の連携」がさかんにいわれている．介護問題を抱える高齢者は,多くの病気をもつ人が多いので,介護と医療が協力して利用者に対応する必要がある．あるいは,病気の治療中に要介護状態となった高齢者が,病気の治ったあとも病院に留まり続ける例が多いので,病気が治ったら介護サービスに移行して,両者の間の"流れ"を円滑にすべしという意味もあった．

　特に地域包括ケアシステムのもとでは,地域（在宅）に生活する要介護者に対して,医療と介護が協同してあたることが必要であることは明らかである．

　しかし,実際に現場を観察してみると,医療と介護の連携は必ずしもうまくいっていない,と感じる人は多いにちがいない．

　それは両者に"相手の力が必要だ"という認識が必ずしもあるとはいえないからである．

素朴連携論では真の連携は生まれない

　筆者は,現在のように,利用者は病気をもっているから医療との連携が必要,あるいは逆に患者は要介護状態にあるから介護との連携が必要,といった程度の認識では真の連携は生まれないと考えている．現在の"連携がうまくとれていない"という実感の原因がここにあるとみている．

　医療は,高齢患者の診断を行い治療方針をたて治療を実施する．それは伝統的にも実際的にも"完結した世界"であって,あらためて介護の力が必要だとの認識はない．少なくともこれが一般的な医療者の認識で,彼らは介護職の介入がなくても困らない．

　一方の介護は,たしかに利用者は病気をもっているので,その病気について教えてもらい,療養のしかたを教えてもらえば"安心"ではあるけれど,それがないからといってその利用者への介護が変わるわけでもない．

　要するに医療も介護もそれぞれに自己完結していて,相手の力を借りることができなくても,自分の仕事に変わるところはない,と思っているのである．必要性が感じられなければ,協働も連携もチームワークも存在しない．

互いに貢献できるものに，パラダイムの転換

連携は，"自分の仕事にとって相手の助力が必要だ"と認識してはじめて生まれる．

医療（介護）が介護（医療）に何ができるか，ではない．

そうではなく，医療（介護）に介護（医療）がどのような貢献ができるかが連携の鍵を握る．

具体的には，介護の力を借りることで"医療内容が変わる"．逆に，医療の力を借りることによって"介護内容が変わる"．このような，いってみれば互いに貢献しあう関係にならなければ真の連携は生まれない．

そのためには，医療も介護も旧来のパラダイムの転換が求められていると筆者は考えている．

医療の最大の目標は"病気を治す"ことである（それは単に身体的な面だけではなく，精神的あるいは社会的な意味もこめられているが，ここでは単純に病気を治すという表現にとどめておく）．病気を治すために診断し治療が行われるが，その治療の主役は「薬」であり「手術」である．このほかに生活指導としての食餌療法や減塩食などが追加されることはわずかにある．しかし，日頃その患者がどの程度「活動」しているかはほとんど問題にされていない（例外的に糖尿病の人への運動の助言があるが）．生活習慣病の"予防"に運動がすすめられているものの，病気の成り立ちに運動が（補助的ではなく）必須の要件として位置づけられているわけではない．したがって治療の中にも運動や活動の概念が位置づけられていない．

後に紹介するが，歩行という活動が水分ケアと相まって誤嚥性肺炎の予防に大きく影響するというデータを私たちはもっている．

高齢者の増加は老年医学という新分野をもたらしたが，その疾病概念・診断と治療の概念は旧来の医学・医療と本質的に変わっていない．筆者がここでいうパラダイムの転換とは，医学医療の中核たる診断治療の領域に，薬物・手術と並んで活動を取り入れる必要があると思うからである．ここに介護の存在根拠が生まれる．また，病気を身体的側面から精神・社会的側面における健康をおかす重大問題としてとらえるなら，家族介護の問題や地域包括ケアシステムの問題も，単なる理念ではなくすぐれて大きな医療問題として，また従来の医療スタッフの枠を越えた連携を必然とする実践の場として登場してくるはずである．

一方の介護に求められるのは，従来のできあがった状態をありのままに介護するものではなく，要介護から自立へ回復させる介護，つまり自立支援介護であり，当然のことに介護予防の介護でなければならない．自立性を回復しようとしたときに，はじめて医学医療情報が必要であることがわかる．

2 医療依存度を少なくする介護または予防的介護

　介護が積極的に参画することによって，利用者はより健康的になるのであれば，それは健康回復を目的としている医療に貢献することになり，やがては医療的治療の一画に介護が位置づけられるようになるにちがいない．これで連携ができあがる．介護の側も，医療的手助けを求めるばかりでなく，象徴的にいえば"医療を必要としない状態をつくる介護"を考えていく．

1）口腔ケアと誤嚥性肺炎

　肺炎は高齢者の死因の第4位（がん，心臓病，脳卒中に次ぐ）を占めるうえに，療養中にねたきりになる例も多い病気である．しかも，若年者の肺炎のように，急性発症，高熱，咳・痰・呼吸困難などの呼吸器症などの特徴を示さない例が非常に多く，ただ"元気がなく"，ときに意識障害があるなどで，要するにまわりの人が肺炎とは気付かない場合が多い．発見しにくい病気なのである．

　高齢者，特に要介護者の肺炎の原因の多く（半数以上といわれている）は「誤嚥性肺炎」である．この肺炎は，外部からの原因菌（たとえばインフルエンザウィルスなど）の感染ではなく，もともと自分の口にいる「口腔内細菌」が増殖し，気管内にだ液とともに誤嚥されたことで生じる．

　ふつうだ液が気管内に落ちるときには，咳反射がおこって口の外に吹きとばされる（この現象を「むせ」とよぶ）．しかし，年をとると咽頭部の感覚が鈍くなることと咳反射がおこりにくくなるため，だ液が気管に落ちてもむせがおこらず，多数の細菌を含んだだ液は気管から肺に落ちて炎症をおこすことになる．

　口腔内細菌は毒性の弱い菌（弱毒菌）のため，肺に入ってもただちに炎症をおこすわけではなく，その人の抵抗力などが発症に大きく影響する．

　こうした誤嚥性肺炎の予防には，口腔内細菌の増殖を抑える「口腔ケア」が重要と従来からいわれている．

　米山らは特養ホーム利用者366名を，歯科衛生士による専門的口腔ケア群184名と，本人もしくは介護職による"従来通り"の口腔ケア群（対照群）182名の2群に分け2年間におよぶ調査を行ったところ，専門的口腔ケア群は従来口腔ケア群（対照群）に比べ肺炎になった者は21名対34名と有意に少なかったと報告している（図41）[29]．この結果から米山らは口腔ケアの有効性を述べている．

　この研究からは，技術的にすぐれた口腔ケアが肺炎の発生率を下げ，それだけ医療依存度を下げることが示されている．

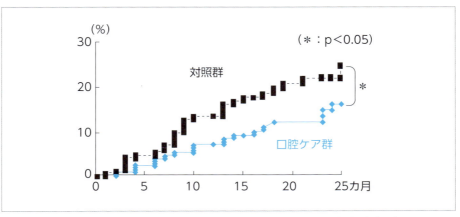

図42 口腔ケアのちがい（専門的か従来型か）による肺炎の発症率の差（本文参照）．
期間が長くなるにつれ，口腔ケア群と対照群の発症率の差が大きくなっていた．

表19　1年間の肺炎入院の有無と食事・義歯．
2014年度リハビリテーション・ケア合同大会発表資料から抜粋．

	入院あり	入院なし
	980名（7.85%）	11,523名（92.15%）
（主）	ソフト食・ペースト食 ミキサー食・胃ろう	常食・軟飯
（副）	同上	常菜，きざみ
（義歯）	適合良好	自歯，適合不良，使用していない

2) 食形態・義歯と肺炎

　筆者が主宰するゼミ（先進的ケア・ネットワーク開発研究分野）は多数の介護職および介護に強い関心をもつ大学院生が，指導教員とともに多くの「介護研究」を行っている．このうちの1つとして，食形態と義歯という口腔機能に影響する要素が肺炎とどのように関係するかの研究も行った．

　対象は全国老人福祉施設協議会（老施協）の協力を得て，特養ホーム入所者12,503名について調査した．

　12,503名の中で調査時の1年間で肺炎になった利用者は980名（7.85%），残りの11,523名は肺炎にかかっていない．

　また1日の食事量（kcal）では，肺炎群の平均1,194 kcal，肺炎なし群1,302 kcalで，有意に肺炎群が少なかった．この2群で，食事・義歯の状態で有意を示したのが表19である．

　要介護高齢者の全員常食化は可能であることはすでに第7章で述べた．この研究は「常食化ケア」とそれを側面で支える「義歯調整」という2つのケアが肺炎の発生率を抑制することを示している．

　口腔機能が正常化すれば誤嚥も少なくなることは理解しやすい．

表20　1年内の肺炎入院の有無と水分，活動（出典　表19に同じ）

	入院あり	入院なし
（1日平均水分量）	1075.9 mℓ	1183.1 mℓ
（1日屋内歩行距離）	16.5 m	74.6 m
（1日離床時間）	378.1分	513.8分
（1か月平均外出回数）	0.20回	0.34回

3）水分，活動と肺炎

この研究では，要介護高齢者に対する基本ケアと肺炎との関係をみていて，前項はこのうちの「栄養」に関するものであるが，他の「水分」「活動」との関係をも検討している（表20）．

（対象は前項と同じく 12,503 名である．）

水分量は覚醒と身体的活動の基盤であることはすでにくり返し述べた．水分が不足し覚醒水準が低下すれば，むせ（咳反射）を誘発する咽頭部の感覚は鈍くなり，むせることなくだ液は気管から肺へと落下するだろう．

水分は口腔の咀しゃく運動や舌の動きを活発化する．なぜならこれらはすべて「筋肉」によって動いているからである．活発な咀しゃく・舌運動は誤嚥せずに正しく食道へと食べ物（食塊）を運んでくれる．

水分はだ液の分泌量とも関係する．口腔内を洗浄しているだ液には，口腔を清潔にする大切な作用がある．

肺炎入院ゼロ施設も

この調査では，全施設年間平均肺炎入院率7.85％をもとに，肺炎入院0％，0.1〜8.0％，8.0％以上の3群に分けてみたところ，「肺炎入院0％」が169施設中14施設（8.3％）あることがわかった．ケアがよければ肺炎はほとんど防げるのである．

4）喀痰吸引と介護

同じ調査で喀痰吸引の問題も分析されている．吸引といえば「医行為」の代表として講習会も行われているが，"吸引するよりも吸引しなくてもすむ利用者にする"ほうがはるかに合理的であることは明らかである．この結果をみてもわかるとおり，「吸引ゼロ施設」はきわめて多く，吸引しなくてもすむケアがあることがわかる（表21）．

5）転倒骨折のリスクマネジメント介護

要介護高齢者の「リスクマネジメント」の対象の代表的なものが転倒骨折であることはたしかである．そしてそのリスクファクターに「はき物」「廊下などの明るさや水

表 21　**喀痰吸引の有無とケア**（出典　表 19 に同じ）

	吸引あり	吸引なし
	11,936 人（93.5%）	825 人（6.5%）
（食事量）	90.0 kcal	1376.0 kcal
（主）	ソフト，ペースト，	常食，軟飯，粥
	ミキサー食，胃ろう	
（副）	同上	常菜，きざみ
（水分量）	967.0 ml／日	1160.0 ml／日
（離床）	120.0 分／日	600.0 分／日
（屋内歩行）	33.4 m／日	217.6 m／日

ぬれなどの環境」「麻痺などの機能障害」「睡眠薬などの薬物」があげられてきた．しかし自立支援介護の世界では，最大のリスクファクターは「水分摂取量」であることは明らかとなっている．

③ 病気や外傷への介護—自立性を低下させない介護

病気や外傷がひきおこす合併症

　介護の現場ではインフルエンザにかかったり，転んで骨折をしたりと，病気やけがで安静を強いられ，それがねたきりや認知症を悪化させていくことがめずらしくはない．そればかりではなく，ねたきりが次に肺炎をひきおこし，ほかの臓器の機能をも障害し，こうして次々に病気を誘発していく．

　大腿骨頸部骨折で術前術後の安静中に「肺塞栓」をおこし重大な呼吸障害に陥る，という例も少なくない．よく知られるようになった「エコノミークラス症候群」と同じで，「運動しない」→下肢の「静脈内血栓」→肺に飛んで「肺塞栓」というメカニズムである．通常は生じない血栓が血流の停滞によって生じたものである．

　脳卒中後に胃潰瘍を生じて大量の吐血・下血を生じて生命を脅かすこともある．これは脳卒中という重大な病気が身体的ストレスとなって，一見したところでは無関係な脳卒中と胃潰瘍が結びついてしまったのである．

　以上，簡単にみてきたように，高齢者は A という病気にかかったときに，関係がないと思われる病気Cや病気Dをひきおこす．これは私たちの体は各臓器が互いに支えあってはたらいているためで（この状態を臓器相関という），この支えあいシステムがくずれると多くの「合併症」へと広がっていく．高齢者が"合併症をおこすことが多い"といわれるのは，この臓器相関というシステムがくずれやすいことと関係している．先の"安静による肺塞栓"は，血液の凝固性（かたまりやすさ）が，いつも血液が流れていることで保たれており，血液の流れは心臓の作用とともに筋肉の作用（収

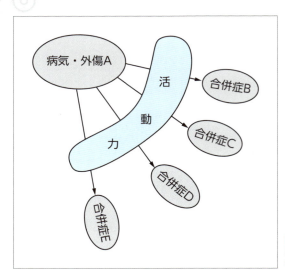

図43 高齢者は1つの病気・外傷が次々に合併症をおこしがちだが，その人の活動力の状態に影響される．

縮と弛緩）によるから，筋肉がはたらいていない（つまり安静状態）のときには血液はかたまりやすい（血栓になりやすい）．しかも筋肉がやせているか，脂肪の多い筋肉だと，よけいに血液の流れをつくり出しにくい．エコノミークラス症候群が，高齢の女性におこりやすいのはこのためで，私たちは東日本大震災や熊本地震あるいは台風などによる避難生活者に，このような気の毒な例を多く見る．

合併症のもう1つの引き金—活動力

高齢者は各臓器が互いに支えあって，1つの臓器の障害（病気）はそれだけで他の臓器に波及しやすいが，その"波及のしやすさ"に強く影響するものに「全身の活動力」があることは明らかである．

元気な高齢者は，病気にも強く，合併症にもかかりにくい．

活動力が高く，元気であれば，体力も十分で，したがって免疫力も高く，病気とその合併症にもかかりにくく治りやすい—私たちはこの明白な事実に注目しなければならない（図43）．

①ふだんからできるだけ活動力を高めておくこと

病気・外傷への介護への第一の備えは，高齢者はいつ病気や外傷をうけるかわからないので，ふだんからできるだけ活動力を高めておくことである．このことは自立支援介護に励むことの重要性を物語っている．

> 自立支援介護講習会（全国老施協主催の介護力向上講習会）を実施している某県老施協会長は，この講習会に参加している施設と参加していない施設ではインフルエンザの影響が大きく異なり，重症者の割合や死亡率も異なっていると述べていた．

② "ADL の制限は？" 医療側へ必ず行う質問

　病気や外傷にかかっても，できるだけ活動力を低下させないことが重要で，そのためには「ADL の制限」を最小限にする必要がある．

　医療側は病気や外傷の治療にのみ目を奪われ，ADL への復帰（例：いつから歩いていいかなど）への指示や助言をしないことが多い．

　介護は利用者の ADL を直接活動の対象としており，しかも同時に利用者の健康にも責任をもっていく．ADL のありようが健康に直結しているとすれば，治療する医師や看護師に ADL についての情報をただす責任がある．

> ・ADL の何をどの程度制限しますか？
> ・それはいつ，どのような状態までの制限ですか？

　つねにこのような質問を行うよう心がけておき，いち早く全面的な ADL 復帰を目指す．このためには介護職も病気・外傷とその治療についての知識をもつ必要がある（これらは後に述べる）．

1）骨折への介護

(1) 基礎知識―骨折の治りかた

　図 44 に高齢者に多くみられる骨折の部位を示す．

　骨折が生じたあとの介護に必要なのは「骨折の治りかた」である（図 45）．

　骨折すると自動的に"安静"をとりがちだが，安静にも 2 種類ある．

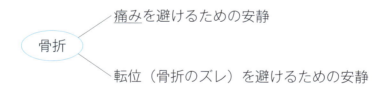

(2) 大腿骨頸部骨折

　高齢者の転倒で多く発生する骨折である．この骨折では整形外科で，人工関節（または人骨骨頭）の手術が行われることが多い．これは大腿骨頸部の血液循環（動脈）が骨折によって断たれてしまうため，骨折が癒合（もと通りに治ること）しないからである．だから癒合させることをはじめから諦めて人工の骨頭や関節と取り換えてしまう．

　介護上の問題となるのは，高齢（たとえば 90 歳代）でねたきり（要介護 5，全介助）の場合に，家族が"高齢だから"と手術を承諾しない場合があることである．

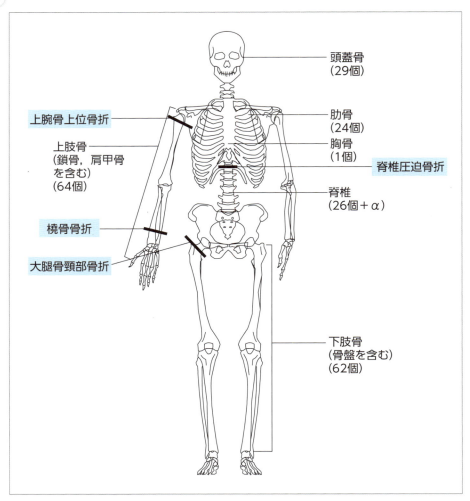

図44 高齢者に多い主な骨折

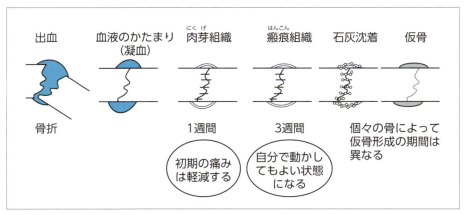

図45 骨折の治り方．関節の捻挫やギックリ腰（急性腰痛），切り傷なども「瘢痕組織」までは同じ経過をたどる．

しかしADL上は，骨折した部位は必ず動かされ，そして痛みを発する．筆者もかつて家族の拒否で手術しなかった要介護5ねたきりの例を経験したことがある．その方はおむつ交換や体動時に痛がり，亡くなるまで痛みから解放されることはなかった．

> 手術可能な骨折はどの部位であれ手術して骨折端を固定し介護や体動時の痛みから解放する．

このような方針で臨むとよいと考えている．あとは手術のリスクを恐れて反対する家族をどう説得するかである．

手術後の介護―いつから歩くか

手術後に"いつから歩く"かは手術した医師によっていくらか異なる．

筆者も整形外科とリハ科を兼任していた臨床医で，次のような術後プログラムを実施して数百例を扱ってきたが何の問題もなかった．

筆者の術後プログラム

1．手術（人工関節，人工骨頭，または内固定[注]）
2．手術翌日（術後2日目）
　ベッド上に起き上がって腰かけて過ごす．
3．翌々日（3日目）
　ベッドサイドにつかまり立ち．
　松葉杖か歩行器で歩けそうなら歩いてもらう．
4．4日目以後
　松葉杖か歩行器で歩いてADLを実施，本人ができそうと判断したことに制限を設けない．
5．特別養護老人ホームなどの施設入所者では術後1週間で退院．歩行は施設でのADLで，手術創の処置などは同じく医務室の看護師に一任する(情報交換は行う)．3週目に来院してもらい抜糸．
注) 内固定とは，骨折を骨髄に太い髄内釘を通したり，太い金属ピン何本かで固定して癒合するのを待つやり方である．骨折の部位が外側で大転子あたりにあるときに行われることがある．

大腿骨頸部骨折で人工関節または人工骨頭術後の"歩行開始"は，現在では"術後1週くらいから"とする医師が多いようである．歩行開始を遅らせるのは（内科的合併症を除いて）「脱臼」の恐れからくるようだが，筆者の経験では脱臼の可能性はむしろ手術手技にあって，歩行開始を遅らせてもメリットはない．歩行開始は早いほうが肺炎，認知症進行などのやっかいな合併症を少なくする．

(3) 脊椎圧迫骨折

骨粗しょう症となっている高齢者では"尻もち"によって脊椎圧迫骨折をおこす。ただし、もともと骨粗しょう症のために体重によって徐々に脊椎がつぶれ（これを陳旧性圧迫骨折という。陳旧性とは古いという意味で、"すでにおこっていた"ものをいう）、そこに尻もちが加わると、もとからの圧迫骨折か（つまり陳旧性か）、今回の尻もちで生じた"新しい"圧迫骨折か、整形外科の専門家にも見分けがむずかしい例が少なくない。

麻痺のない圧迫骨折

脊椎の中には脊髄が通っているので、圧迫骨折によって脊髄にも圧が加わり"理論上"神経麻痺が発生してもよい。ここで"理論上"というのは高齢者の尻もち程度でおこる圧迫骨折で、実際に麻痺（両下肢の麻痺）がおこることはまずないからである。これは圧迫骨折のおこしやすい部位とも関係している。

麻痺がなければ、この骨折は痛みだけの問題だと考えておく。骨折だからといって正しく癒合することを考えても意味はない。だから、なかには初期安静→硬性コルセット→軟性コルセットと数カ月間の治療が行われる場合があるが、かえってねたきりをつくるだけで利益となることはない。

骨折後の介護

「背中の痛み」とのかね合いで、原則的には"痛みががまんできる"のであれば、早い時期から介助してADLを実行する。

市販の腰痛用コルセットが役立つなら受診した整形外科医が使うだろうから、この問題は医師に任せる。

〈強い痛みは1週間〉　図45の肉芽組織ができる1週後には、骨折した部分が（やわらかい組織とはいえ）つながって、両端がこすれて痛いということは少なくなる。

〈起居にギャッチベッド、歩行器を使用〉　脊椎は起き上がりや体の方向転換などで痛むので、ギャッチベッドと介助で体を起こし、介助で立たせ、歩行器につかまって歩く。この一連の動作に耐えられるのであれば、ADLを制限する必要はない。トイレや食堂に行ってもよい。

〈入浴は2〜3日後から〉　入浴（温浴）は痛みの軽減に効果がある。温めることがかえって苦痛を増すのは受傷後24時間（1日）くらいまでで、それを過ぎると温めたほうが痛みがやわらぐ。

〈ADLは本人が嫌がらなければ拡大〉　起居から歩き出すまでは介助をしても、ADLは本人の意志でどんどん拡大していく。

〈治癒までは3カ月〉　どんな場所でもその癒合期間、つまり骨折部が新しい骨組織でつながりもとの状態に戻ったといえるまでの期間は「3カ月」である。これ以後も背中の筋肉痛を訴えることはあるが、それは骨折の後遺症の筋肉痛で心配することは

なく，次第に弱まっていく．

（4）肋骨骨折

体がよろめいてベッドや机の角に脇をぶつけて肋骨にヒビが入るというパターンが多い．市販の「バストバンド」で局所の動きを制限することが多い．

〈ADL の制限はない〉　よく見られる 2〜3 本の肋骨のヒビあるいは完全に折れて骨折端にズレがあるものも，バストバンドを装着してもしなくても ADL を制限する必要はない．

〈起居をギャッチベッドか介助で〉　ただし，起き上がりや体の方向転換などでギクッとした痛みが生じるので，起き上がりをギャッチベッドか介助し，立ち上がったら歩行器歩行で歩いてもらう．

〈入浴は 2〜3 日後から〉　入浴は痛みを楽にするので，翌日からでも嫌がらなければ入ってかまわない．

〈例外―気胸・血気胸などをおこした例〉　折れた肋骨が胸膜を破って肺の中の空気が胸膜腔にもれ出てくると，本来なら陰圧の胸膜腔が大気圧と同様になり肺が縮小する．これを気胸といい，血管が破れて出血もあると血気胸という．こうなるとそこの空気を抜く処置（肺をもとのようにふくらませる）や，胸膜の損傷が治るまで安静にする必要がでてくる．

（5）手首の骨折（橈骨骨折が多い）

転んで手をついたときに折れることが多い．骨折部のズレが大きいときには手術し金属のプレートで固定するが，ふつうは徒手整復でギプス固定という例がほとんどである．

〈ADL の制限はない〉　手術の有無にかかわらずギプス固定されれば ADL の制限はない．制限があるとすればギプス固定のため，骨折側の手はしばらく使えないから，必然的に反対側の手で作業することになる．利き手が骨折すると ADL で介助を要する場合がある．

痛みは骨折・ギプス固定の翌日から軽くなっていって，初期の痛みは 1 週間である．

〈入浴はビニールで包んで，翌日からでも可〉　ふつうのギプスは水分でくずれるのでビニールの袋をかぶせて水が入らないようにして入浴する．洗体は介助する．

（6）肩（上腕骨）の骨折

これも転倒して手をついたときで，手首が折れなかったときに外力が肩に伝わってきて上腕骨の上端（頸部）が骨折したものである．

金属のプレートで固定したり，上腕骨の骨頭部分がバラバラに折れているときには人工骨頭にしたりする手術があるが，手術しない例は腕の重みで下に下がるように三角巾で吊るし，眠るときも上体を布団にもたせかけて腕の重みで吊り下げられるよう

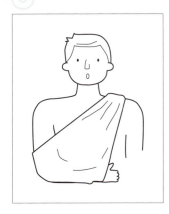

図46 右上腕骨近位（肩の部分）骨折．三角巾で腕を吊り，骨折部を下に下げるような力を生じて骨折が癒合するのを待つ．

にする（図46）．

〈ADLの制限は痛みとのかねあい〉　三角巾による保存療法では腕を下に吊り下げる力を利用しているので，ねているよりも立ったり歩いたりするほうが（骨折には）よい，ということになる．ADLは痛みとのかねあいで，起き上がりやベッド脇の立位までを介助しつつ行う．骨折後1週間もすると初期の痛みは落ち着いてくるので，ADLも楽になるだろう．

〈入浴は2～3日後から〉　三角巾をつけたまま入って，骨折した肩の部分をかけ湯やシャワーで温めると痛みはやわらぐ．片手が使えないので介助し安全には注意する．

以上に述べたように，ここに取り上げた主な骨折では，ADLを制限し安静にしていなければならない期間は意外と短いことがわかる．介護する立場としては"一日も早く活動的な生活を"と考え，医療側にたずねていくことが大切である．

2）内科的疾患について医療依存度を下げる介護

高齢者ではある1つの病気にかかると次々に別な病気（合併症）をひきおこす可能性があり，いわゆる多臓器不全（多くの臓器の機能が異常になった状態）となって死にいたることも少なくない．これは先に述べた臓器相関が機能しなくなった結果として生じる．

「医療依存」とは，ある病気や障害についての治療と慢性期の管理において医療的介入の必要性を示すことばである．

医療依存度を減らすとはその人がより健康的な生活を送ることでもある．また，もともと病気にかからないような予防が行われることは，医療依存の発生そのものをなくすということになる．

ここでは，断片的ではあるものの，自立支援介護によって活動性の高い（一般には元気な）生活を得ることが，病気の予防や治療に対してどのように貢献しているかをみてみよう．

（1）生活習慣病の予防と治療

　高血圧，糖尿病，心臓病などを総称して生活習慣病とよんでいるが，その予防と治療には，運動，バランスのよい食事，肥満予防，禁煙などがいわれている．筆者はこれに十分な水分摂取を加えているが，水分，運動，バランスのよい食事（栄養）は，自立支援介護の基本ケアであって，自立支援介護の実践そのものが生活習慣病の予防・治療に役立つことを示している．介護の対象となる人びとに高血圧，糖尿病，心臓病などの生活習慣病は多いことは私たち自身がよく知っている．

（2）心臓病・呼吸器疾患に対する運動（歩行）

　心臓病を持っていてNYHA I 度と判定される利用者は介護現場に多い．こういう利用者を重症度の高い心不全にしないためには，心機能を高めておくのがよいことは明白である．心機能を高めるとは，要するに日常活動（歩いたり，階段や坂を登ったり，走ったり，重いものを持ったり）が苦痛なく行える心臓をつくること（これを運動耐用能という）である．

　安静は確実に運動耐用能を低下させる．つまり日頃の安静や不活動は心不全をおこしやすくする．

　介護を要する高齢者にとって自然で理想的な運動は「歩行」である．歩行が全身の筋肉運動だからである．

　運動耐用能の低下とその逆の改善は筋肉の活動力によっている．活動力の弱い筋肉は疲労をおこしやすい．

　肺気腫や慢性閉塞性肺疾患などへのリハの主要な方法の 1 つが「歩行」である．歩行による全身的な筋肉の活動は，筋肉の酸素必要度（酸素需要という）を増し，呼吸器の機能を刺激し促進する．呼吸不全のために非活動的な生活に甘んじたり，カゼなどの感染症で急速に呼吸不全の悪化という事態をできるだけ防ぐ意味でも日頃から歩くことが重要である．

（3）脳梗塞

　要介護になる原因疾患で脳血管障害（脳卒中）は27％と第一位といわれ，その中の多くは脳梗塞であることもよく知られている．脳梗塞には，心房細動によって心臓内にできた血栓が脳に飛んで動脈を閉塞する「脳塞栓」もあるが，多くは脳動脈硬化と血液循環との関係でおこる．なかでも体内の水分欠乏による血液の粘稠度の上昇は，動脈硬化を生じている血管にあって，流れにくくつまりやすい状態をつくっているとみてよい．

　高齢者の脳梗塞が明け方に多いという事実は，睡眠中には水を飲まず，その一方で不感蒸泄で水分が発散し，血液の粘稠度が増すことを示している．経験に富む内科医が"ねる前にコップ一杯の水を"というのはこの予防なのである．

脳動脈硬化症と血液粘稠度や凝固性（血液のかたまりやすさ）による事件は「脳虚血」を生む．これを筆者なりに整理すると次の3種類がある．

> ・脳梗塞：いわゆる脳血管障害として永久的または長期の多様な障害を残す．
> ・一過性脳虚血発作（TIA）：発症後に麻痺や言語障害をおこすも24時間以内に消失し後遺症を残さない．
> ・失神発作：原因不明だが食事中や食後ときにロビーで歓談中に失神し，数分で覚醒する．

　上の「失神発作」はいまのところ原因不明なのだが，起立動作をともなわないので「起立性低血圧（いわゆる立ちくらみ）」とはちがう．筆者があえてこの「原因不明の失神発作」を脳虚血の徴候の1つに加えたのは，まだ聞き取りの段階とはいえ，おむつゼロ特養ホームのような"水分ケアがしっかり行われている施設"ではこのような例がないこと，また"失神発作をおこした利用者の水分記録をみると少ないことがわかり，意図的に水分を増やしてみたところ，それ以後発作はない"という発言が介護の研修会で聞かれるからである．第3章水分ケアにおいて，水分欠乏による影響を述べ，総水分量の3%の欠乏で発熱とともに循環機能の障害が生じることを示した．この循環障害とは水分不足→血液粘稠度の増加（いわゆるドロドロの血液）→循環への影響を示している．

　先に，口腔ケアや水分，歩行などの活動が誤嚥性肺炎の予防につながることを述べた．生活習慣病，心臓・呼吸器，さらに脳梗塞を含む一連の脳虚血性疾患の予防と発症後の改善に水分や運動，栄養などが重要な役割をもつことを学んだ．介護も病気予防・治療とあとの管理への貢献という可能性を十分にもっていることを認識しておく必要がある．

3）骨・関節疾患―腰痛，膝の痛み

　腰痛はカゼに次いで2番目に多い病気といわれる．ギックリ腰などの急性腰痛と，ほとんどいつも痛い慢性腰痛とがある．

（1）急性腰痛，ギックリ腰

　中腰になったときなどに突然腰が痛くなる，という発症が多い．腰部の筋肉や脊椎の関節，あるいは椎間板などの「捻挫」が考えられているが詳細は不明．

痛みは1週目，3週目で変わる

　骨折の治り方（図45）で示したように，3週目までは骨折も捻挫も同じ経過をた

どる．初期の痛みは1週間ほどでだいぶん軽快し，3週間もすれば軽い痛みはあるものの日常生活の支障はないと考えておく．

起居動作がつらい，ADL は痛みとのかねあい

痛みは起き上がり，方向転換などのときに生じるのでこの点を介助し，あとは痛みとのかねあいだが，具体的には ADL の制限はしない（ねている必要はない）．

入浴は痛みをやわらげる

疼痛性疾患はすべてそうだが，温熱は痛みをやわらげるのでギックリ腰の当日を除いて積極的にすすめる．ただし体動による痛みを防ぐのと安全のため介助はしたほうがよい．

（2）慢性腰痛

慢性腰痛には各種の「腰痛体操」があるが，もっともよいのは「よい姿勢での歩行」である．慢性腰痛は多様な原因が考えられているが，基本的には脊椎の固定性の不良である．腰痛体操はすべてこの"固定筋の強化"を目的としている．しかし脊柱固定には非常に多数の筋が参加しており，これらすべてを自然にはたらかせるのは「歩行」のみである．

よい姿勢をとるということは，この固定筋の正しいはたらきを引き出すことになるほか，脊椎や椎間板への体重の分布が生理的になって痛みを生む要素が減る．

腰痛は歩いて治す，と考えて利用者にすすめる．

（3）膝関節痛

"膝が痛いので歩きたくない"という高齢者は多い．その状態を続けると体力は減少し，ねたきりにもなりかねない．

膝の痛みにもっとも有効なのも「歩行」であることを知っておこう．

膝の痛みの原因のほとんどは「変形性膝関節症」とよばれるものである．関節軟骨は硬くなり関節の周囲の靱帯や筋肉のはたらきも衰えている．関節の"老化"である．

体重を支えている膝は，一歩ごと歩くたびに関節がしっかりと固定される必要がある．しかしクッションの軟骨がかたく，固定にはたらく筋肉が相互に活動タイミングがズレるなど，結果的に体重のかかる一瞬の間での固定がうまくできずに，不安定となるときがある．わかりやすくいえば一歩ごとに膝がわずかにぐらつく（これを微小な動揺という）．このぐらつきは膝にとって微小な外傷を与え，その積み重ねが関節炎を生じて慢性的痛みとなる．変形性関節症は古くは変形性関節炎とよばれていた．

この病気で膝の痛い人が，歩きはじめに痛く歩いているうちに痛みが軽くなるか消失するのは，歩いているうちに膝を取り巻く筋肉の活動が揃ってきて膝が固定してくるからである．

階段の昇りよりも下りのときに痛いのは，膝にかかる体重が下りで倍加するからである．

痛みの原因が膝の固定性—筋肉同士の活動のタイミング—にあるならば，歩くことでそのタイミングの協調性を回復させることが根本的対策となる．

大腿四頭筋訓練は筋力強化ではなくて（それほどの負荷をかけていない），このタイミング協調の部分的な訓練である．

膝が痛いので歩きたがらない高齢者には，"その膝を治すために歩きましょう"と誘導する．

"歩きはじめが痛い"との訴えには，歩く前の膝の曲げ伸ばし（これは筋肉の協調の練習）や，ホットパックで温めて，初期の痛みをやわらげてから歩いてもらうのがよい．

歩かないと歩けなくなり，歩けないとねたきりになるので歩行を維持するのは大切である．

第9章

薬と介護

❶ 介護の役割—薬効の観察と服薬援助

　ほとんどすべての高齢者が薬物治療を受け，つまりは毎日，しかもかなり多量の薬をのんでいる．これまでの介護職の役割といえば，これらの高齢者の"薬ののみ忘れ"がないように"医師の指示どおり"に服薬を促すことであった．これを「服薬援助」とよんでいた．

　しかし，利用者の生活に直結している介護職は，家族と同様に利用者の様子をもっともよく把握できる立場にある．

　薬物治療のプロセスは本来次のようなものである．

　　診断　→　薬剤の処方と服薬　→　薬効の判定　→　処方の変更または継続

　このうちの「薬効の判定」つまりその薬が目的とした効果を発揮しているか，（ここが大切なのだが）「副作用」は出ていないかを評価判定する．そのためには日常の状態（様子）の情報が不可欠である．この情報は実際上，次のようなルートで伝えられる．

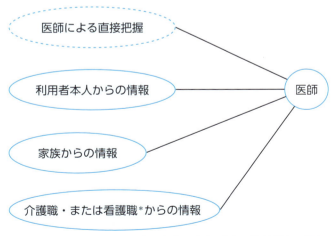

＊在宅で定期的な訪問看護など利用者との接触が多い場合．

有用な情報の伝わりにくさ

左のように図式化するとごく簡単なようでいて，実際は有用な情報が伝わりにくいという問題がある．

「医師による直接把握」は1カ月に1回の受診が多い高齢者では困難なことが多い．訪問診療（往診）の回数の多い場合にはじめて可能となるだろう．

利用者本人からの情報は，医師にすべてを話す習慣のない日本では有用な情報が発信されるか疑わしく，軽い認知症でもあればまず無理である．

家族からの情報は独居では不可能だし，家族介護にしても老―老介護では実際上困難である．わずかに"熱心な"介護者にしてはじめて有用な情報が得られるとみたほうがよい．

薬に関する正しい知識

情報提供者として期待されるのは主に介護職で一部に看護職というのが現実的である．ただしその際に「薬に関する正しい知識」をもっているかどうかが問題となる．

専門職たらんとする介護職は，家族に比べてすぐれた知識をもたなければならない．薬の専門的知識といっても介護職が知るべきは次の3点につきる．

> ・その薬の作用
> ・内服のしかた（回数，食前食後など）
> ・副作用

さいわい現在では上の「薬の作用」と「内服のしかた」はすでに文書がついているので知ることは簡単である．

むずかしいのは「副作用」で，本章の内容もここに主眼をおいている．副作用が出ているかどうかを知ることは医師にとっても大いに助かる情報で，医療と介護の連携の重要な鍵はこの副作用情報にあると筆者は考えている．

② 高齢者は副作用が出やすい

ふつうは高齢になるとあらゆる意味で感受性が鈍くなって，薬をのんでも効きが悪く，したがって副作用もすくないと"誤解"されがちである．しかし，高齢者ほど副作用が出やすいことが次の研究で示されている（図47）．

〔副作用の出やすい理由〕

（1）血中濃度

のんだ薬は胃または小腸で吸収され，血液によって全身に運ばれる．このときに薬

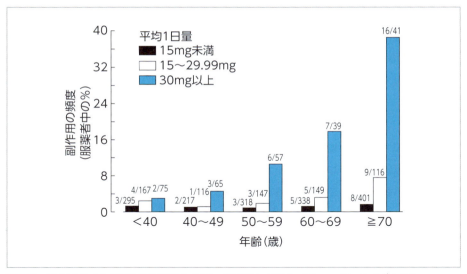

図47　フルラゼパムの副作用の頻度と年齢・服用量との関係（Greenblatt ら[1]より）
注）フルラゼパムは睡眠薬．（小澤利男編：エッセンシャル老年病学．医歯薬出版，P.49，2005より転載）

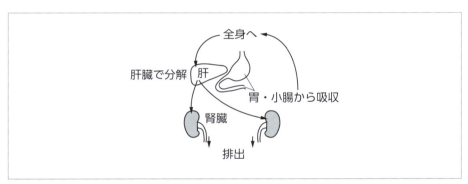

図48　薬は胃や小腸で吸収され全身に循環し，それぞれの効果を発揮する．そのあとは肝臓で分解され腎臓から尿として排泄される．

はその目的とする臓器・器官で作用を発揮する．各所で役割を終えた薬は肝臓で分解され，次いで腎臓に運ばれて尿として排泄される（図48）．

　薬の効果は，全身をめぐるときの血液中の（薬の）量＝濃度によってきまる．これを「血中濃度」といい，濃度が低いと作用が十分でなく，逆に濃度が高すぎると作用が強すぎて副作用といわれる状態を生む．

　図48から，肝臓での分解が円滑でなかったり，腎臓からの排泄が円滑でないと，薬は血液中にとどまり血中濃度を押し上げる．これが高齢者に副作用の出やすい理由の1つである．

(2) 成人に対する量がそのまま使われている

　第二の理由は，成人への薬剤量がそのまま高齢者に用いられているという問題がある．老年病の専門医・専門書では，高齢者には成人の1/2～1/3で開始し，経過をみながら増量するよういわれているが，一般医療機関の大半がそうなっているわけではない．

(3) 薬物に対する反応性が（成人に比べて）変化している

　高齢者は成人と同じ反応性を示すわけではなく，鈍くなったり，逆に反応が強すぎることがあるということである．だとすればなおのこと少量から開始する用心深さが求められる．

(4) 多剤併用─海外では5種類以上[33]

　何種類もの薬が処方され服用することを多剤併用という．高齢者はいくつもの病気をもつことが多いため，その1つひとつに処方すると結果的に同時にのむ薬の種類が増える．

　また複数の医療機関にかかることで複数の医師がそれぞれの考えで処方する結果，薬の種類が増えてしまう．

　中には同じ病気でいくつかの医療機関を受診(本人は治りが悪いからという理由で)した結果，同じ薬効だが名前だけちがう薬が出されるということもある．点眼薬6本(！)を両目に代わる代わるさしている高齢者をみたことがある．

　多剤併用や薬剤の重複などの整理係として「かかりつけ薬剤師」の役割が期待されている．介護職も自分の利用者の薬について大いに活用するようにしたい．

　薬はそれぞれに作用をもっているが，他の薬剤があると相互作用として新たな別の作用を生むことがある．

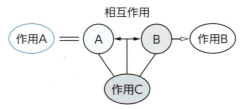

（AとB　2つの薬剤が相互作用して「作用C」を生み出す）

　この機序はわかっていないものの，併用する薬剤が多いほど副作用も出やすい．

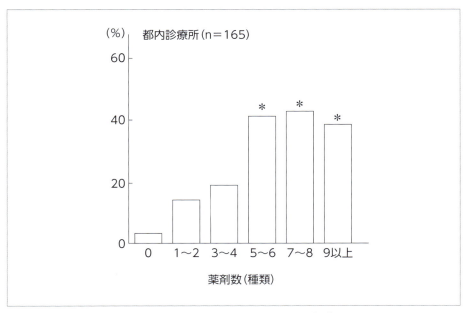

(Kojima T, et al：Geritr Gerontol Int 2012；12：425-30. より)
図49　転倒と薬剤数．5種以上で有意に増加する．（老年医学会編：高齢者の安全な薬物療法ガイドライン2015．メジカルビュー，2015．）

転倒したら薬剤もチェック

　高齢者の転倒を老化のせいにするのではなく，"薬の副作用"という考え方をもつようにしたい．最近の研究では薬剤数5種類以上になると著しく転倒が増加することが示されている（図49）．

様子がおかしいと思ったら薬剤をチェック

　薬剤の副作用を「有害事象」とよぶ．単に副作用，つまり主作用とは別の作用という意味ではなく，人体に有害な作用という意味を強め，当然にそれは避けるべきものという考えがこめられた表現になっている．この内容については後に述べるとして，多剤併用が有害事象の原因になっていることを示した研究を紹介する（図50）．薬剤数が増えるにしたがって有害事象も増え，6種類以上では有意に（著明に）増えていることがわかる．

3 副作用・有害事象に気付く

　有害事象といってもその現れかたはさまざまである．処方されている薬によって，また薬剤同士の相互作用のありようによって異なるだろう．
　そこでどのような状態になったときに有害事象の疑いが濃厚であるかを整理したのが図51である．

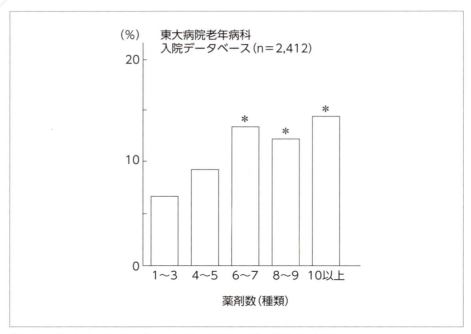

(Kojima T, et al : Geriatr Gerontol Int 2012 ; 12 : 761-2. より)
図50　薬物有害事象（副作用）と薬剤数．6種以上で有意に増加する．
（出典は図49に同じ）

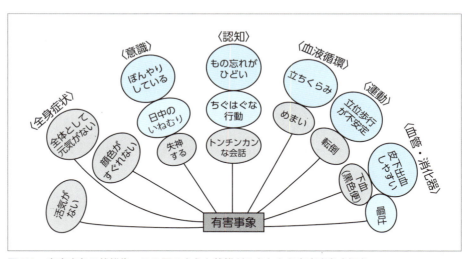

図51　有害事象の状態像．この図のような状態がみられたら有害事象を疑う．

　いま内服している薬で図51に示すような状態が現れていたら，すでに有害事象が出ていることを示すとみてよい．
　処方の内容や量が変更後に図51のようになったら，それは処方の変更がおこした有害事象ということになる．

4 個々の薬剤に関する知識

専門医の間では次のような考え方が推奨されている．
〔基本的な考え方〕
①重要な薬剤に的をしぼって他は中止する．
②現在使われている薬の効果をみて，効果が疑わしいときには中止する．
③非薬物療法による対応をまず考える．
特に③については自立支援介護はさまざまな有用な方法をもっている．
（例）不眠に対して，水分と運動で睡眠薬を不要にできるなど．

〔参考資料〕
日本老年医学会は，「特に慎重な投与を要する薬物」のリストを発表している．このリストの対象は老年医学の専門医でない医師や看護師・薬剤師であるが，筆者は介護職もこの中に加わる（加える）べきだと考える．
「特に慎重な投与…」との表現は「使わないほうがよい」あるいは薬剤によっては「使うべきではない」とのニュアンスである．このリストの中に日頃目にすることのある薬剤がないかをチェックし，その"使わないほうがよい"医学的根拠を知ろう．

引用・参考文献

1）竹内孝仁監修，小平めぐみ他著：介護の生理学．pp.8-9，秀和システム，2013.
2）後藤喜美子：要介護者の自立に対する家族の考え方（意識）とその関連要因に関する研究．自立支援介護学，4（1）：64-69，2010.
3）竹内孝仁編，横尾惠美子他著：介護福祉士養成校協会編　介護福祉士養成テキスト第5巻.
4）飯田眞，佐藤新編：老年精神医学論集．pp.58-62，岩崎学術出版，1997.
5）松崎俊久，柴田博編，竹内孝仁他著：老人保健の基本と展開．pp.120-122，南江堂，1989.
6）R. D. Abott：Walking and Dementia in Physically Capable Elderly Man. JAMA, September 22/29, 292（12）：2004.
7）前掲書1），pp.58-63.
8）竹内孝仁：医療は「生活」に出会えるか．pp.25-54，医歯薬出版，1995.
9）竹内孝仁：介護基礎学．pp.28-33，医歯薬出版，1998.
10）平成10年度川崎市生きいきすこやか調査研究報告書.
11）厚生労働省老健局計画課監修，介護予防に関するテキスト等調査研究委員会編：介護予防研修テキスト．pp.128-140，社会保険研究所，2001.
12）Timiras P. S.：Developmental physiology and aging. The Macmilan Co. New York, 417, 1972.
13）日野原重明：水と電解質の臨床．pp.33-47，医学書院，1965.
　注）この中で Marriot H. L. ほか多くの研究結果が述べられている.
14）猪又孝元：心不全治療に水分制限は必要か？　特集　心不全における体液管理．Fluid Management Renaissance, 5（1）：41-46，2015.
15）村田光延，角田悟：慢性心不全における外来での水分・栄養管理のコツ．治療，83（11）：39-41，2011.
16）日本循環器病学会他13医学会：慢性心不全治療ガイドライン（2010年改訂版）．p.44，2010.
17）浅井淳也：加齢と水電解質代謝異常—特集加齢と内分泌・代謝，内分泌・糖尿病科，23（4）：369-376，2006.
18）渡辺良治：老健施設における低ナトリウム血症と認知症．和医医誌，31：25-28，2013.
19）岩坪暎二：慢性期医療施設の院内感染実態とオムツ膀胱炎の臨床ジレンマ．日本老年医学会雑誌，49（1）：114-118，2012.
20）前田耕太郎編：ナーシングケアQ&A　徹底ガイド排便ケア．pp.44-45，総合医学社，2006.
21）全国老人福祉施設協議会：特別養護老人ホームにおける胃ろう等による経管栄養に関する実態調査報告書．2011.
22）高橋索真他：経皮内視鏡的胃ろう造設の有用性に関する多施設検討．香川内科医会誌，41：3-9，2005.
23）Baeten C, Hoefinageis：Feeding via nasogastric tube of PEG. Scand J Gastroenterol, 194：95-98, 1992.
24）R. M. Coben et al：Gastroesophageal Reflux during Gastrostomy Feeding. Gastroenterology 1994, 106：13-18, 1994.
25）舘村卓：摂食・嚥下障害のキュアとケア．pp.30-57（成人型の摂食・嚥下機能とその低下），医歯薬出版，2009.
26）塩澤光一他：咀嚼時の唾液分泌量の増加が嚥下誘発に及ぼす影響．日本咀嚼学会誌，11（2）：117-121，2002.
27）渡部茂他：実験的な唾液分泌機能低下が食物咀嚼時間と嚥下時食塊水分量に及ぼす影響．日本咀嚼学会誌，3（1）：37-42，1993.
28）塩澤光一他：米飯咀嚼時の食塊物性と嚥下閾値との関係．日本咀嚼学会誌，13（2）：58-65，2003.
29）奥野典子他：唾液分泌量の減少が混合能力と咀嚼回数に及ぼす影響．日本咀嚼学会誌，20（1）：3-10，2010.
30）藤尾祐子：介護老人保健施設における全入所者常食摂取への挑戦．自立支援介護学，4（1）：34-38，2009.
31）小平めぐみ，藤尾祐子他：全入所者常食摂取への挑戦．自立支援介護学，5（1）：124-132，2011.
32）米山武義他：口腔ケアと誤嚥性肺炎予防．老年歯学，16（1）：3-13，2001.
33）日本老年医学会：高齢者の安全な薬物療法ガイドライン2015．メジカルビュー社，2015.
34）日本老年医学会編：老年医学テキスト．pp.174-197（老年者の薬物療法），メジカルビュー社，2008.
35）小澤利男編：エッセンシャル老年病学．pp.35-56（老年者疾患の特徴と診察）．医歯薬出版，1993.
36）松下雅弘：薬は5種類まで．PHP新書，2014.

後編
認知症

序章

認知症は治らない病気なのか

はじめに：増え続ける認知症

　わが国の高齢化と，とりわけ75歳以上の後期高齢者の増加の中にあって，「認知症」が増え続けている（**図1**）．この状態に対して国は「オレンジプラン」や「新オレンジプラン」を打ち出して対応に躍起となっているものの，介護予防と同様にその成果は上がっていない．筆者は長年にわたり，はじめは特養ホームでの認知症への関わりから，ここ10年ほどは地域における認知症への関わりから，認知症への対応には根本的な問題があって，そこにメスが入らない限りは，わが国が認知症騒ぎから解放されることはなく，介護している家族の苦悩が解決されることはないと思っている．

　誤解を恐れずにあえてその問題点を指摘すると次のようになる．
①まず第一に，医療の現場で「正しい診断」がなされているか，という問題がある．認知症の発現率というとき，医療機関での患者数は大きな意味をもつだろうから，ここで正確さが欠けるとしたら統計的な信憑性に欠けるというものである．
②診断の問題と深く関わり合っているのは認知症の「疾患概念」である．いまのところ認知症は"脳に原因する""記憶障害を核とする"病気としてとらえられている

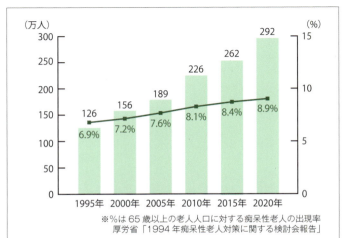

図1　認知症を有する高齢者数（将来推計を含む）
統計のとりかたや調査地域によってさまざまな数値がある．2014年ですでに400万人いるという報告もある．

が，これでよいのか.

③認知症に対する治療もケアも現状ではある種の"無力感"が漂っていて，過去には主として欧米から認知症の予防策を示唆する多数の研究があったにもかかわらず，真剣に，そして組織的に取り組まれたことがない．治療は認知症の脳の異常の仮説にもとづく薬物療法が主で，ケアはその補完的意味づけしか与えられておらず，理論化されたケアは本書で述べるものを除けばわずかに英国のトム・キットウッド氏の「パーソンセンタードケア」しか見当たらない．あとは"周辺症状"に対して，なだめて落ち着かせる程度のもので，肝心の認知症という病気本体に迫るものではない．

④オレンジプランをつらぬく「医療と介護の連携」は，高齢社会に対する医療福祉の基本的ありようを改めて標語にしたにすぎないともいえるが，その具体的内容は早期受診による「早期発見・早期治療」への期待と，医療側が積極的に認知症に関わるよう促している点である．国の期待はわかりすぎるほどわかるものの，早期発見・早期治療が成り立つのは「治療法が存在」してのことで，現在の薬物療法にそれを求めるのは無理があると筆者は考えている．「受診の遅れ」の最大原因は，治療がこの病気を治してくれるという「治療への信頼」の問題なのである．

　上に述べたような問題を抱えているとはいえ，現に明らかに認知症の人とその家族が多数存在し，今後も増え続けることは間違いないことだろうから，「認知症」についてあらゆる角度から検討し，理論化し，治療とケア，そのシステム化などがはかられなければならない．本書の意図もまさにここにある.

❶ 認知症を治らない病気にした二大原因
―「脳」と「記憶障害」

1）認知症は脳の病気か

　現在の認知症の「原因」の主流は脳である．というよりも脳以外の原因論はほとんど見当たらないといってもいいくらいである.

　こうした「脳原因説」が世界を席巻している状況に対して，トム・キットウッド氏が苦言を呈している．彼は"認知症は社会心理的病"として脳原因説をとっていないからである[1].

　飯田らは次のように述べて，脳が原因であるとする単純な説を排除している[2].

> 　認知症はその人の人生と深く関わりをもちつつ，その人の生きている現実との関わりで理解する必要がある.

また新福はある論文の中で認知症と脳との関係で次のような主張があることを紹介している[3].

> **ブッセ（Busse E.W.）**
> ・脳病変と行動異常を直接的に関係づけるべきではない.
> ・精神構造の解体を直接的に導くものは社会環境要因である.
>
> **ロットシールド（Rothschielde）**
> ・脳の組織学的変化と痴呆（認知症）との間には質的にも量的にも厳密な相関はない.

　ブッセのいう「精神構造の解体」は新福の主張でもある．精神構造とは，その人の人生の中でかたちづくられ，情動，価値観，行動全般などでその人らしさをつくり出すとともに，「いま」「ここ」という現実の状況に対して適切な行動をとらせる「精神の働きの総体」と考えておけばよい．これが解体するということは，それまでのその人の行動が失われ，現実の状況にマッチしない，他人から見れば「異常」と映る行動が生じるようになる.

　これらの主張は，認知症が単に脳の病気と片付けられるものではなく，飯田のいうように，その人の人生と現にいま生きている世界との関係の中で生じている精神全体の働きの問題としてとらえなければならない.

精神疾患は一度は「脳原因説」にさらされる

　精神疾患（いわゆる精神病）は，その歴史の中で「脳原因説」にさらされる.

　統合失調症（精神分裂病）も100年ほど前までは脳の病気としての研究がさかんに行われていた．現在でも続く精神生理学の研究にその名残がある．明治12年に設立された「東京府癲狂院（てんきょういん）」―現在の都立松沢病院の前身で日本で最初の近代的精神病院―は，通称「脳病院」といわれていた．いまでは統合失調症は，その人の精神全体の統合性が失われたもので，脳を原因とする病気だという人はいない.

　うつ病も一時期，脳の局所的な研究がさかんに行われ，生化学的な研究も行われたものの，いまでは脳の病気だという人はいない.

　認知症も，"21世紀までは脳が原因と思いこんでいた時代があった"といわれる時代が来るだろう.

2）すべて病気は多元的

　認知症を脳の異常によるものとする「一元的」な考え方自体が医学的ではない．すべての病気は多元的なのである．私たちはこの事実に立ち戻っておく必要がある.

インフルエンザを例にしてみよう.

・この病気はインフルエンザウィルスの感染で起こる. こうみると一見して一元的で あるかにみえる.

・しかし同じ職場で"かかる人"と"かからない人"がいる. ふつう私たちはそれを 「体質」のせいにする. そうすると, この病気にかかる・かからないことにおいて体 質が関与し, かかりやすい体質がこの病気の原因の1つになる.

・仕事で残業が多く, 疲労がたまっているとインフルエンザにかかりやすいことは実 感するし経験もする. 体力が原因の1つになることを示している.

・外出後などで手を洗いうがいをすることは予防効果がある. 手洗い・うがいが習慣 となってまじめに実行するかしないかは多分にその人の性格による. 几帳面な性格 かどうかが原因の1つに加えられなければならない. SARSや鳥インフルエンザな どの流行に見舞われたアジア各国では, 公衆トイレやホテルのトイレなどに手洗い 用石鹸が備えつけられるようになった. それ以来よく手を洗う人が増えたという. 「文化」も原因の1つに加えなければならない.

たしかにインフルエンザの「主役」はインフルエンザウィルスではある. 流行期に おそらく感染しているであろうにもかかわらず発病しない人も少なくない. 病理学的 に体内に入ったウィルスが, 増殖に転ずるか増殖が抑制されるかが問題の核心で, そ のポイントに先の体質や体力などが関係しているとみるべきだろう. 最終的には発病 しなければよいわけなので, ウィルス以外の原因に注目しなければならない. 新福が, 生理的ボケが「外因」によって病的なボケに…という概念のなかで, 生理的なボケと は流行期にインフルエンザウィルスに感染することをいい, 外因とはそこからウィル スが増殖して発病にいたる各種の原因をさしている.

薬で治る精神疾患はない

統合失調症をはじめとする精神疾患は, 脳の問題などではなく, その人の精神全体 と現実との関係から生まれてくる異常である. 簡潔にいえばこういうことになる.

精神科の歴史を治療史的にみたときに, "薬で治る精神疾患はない(なかった)"と いう冷厳な事実につき当たる. 人類が何世紀にもわたって悩んだ統合失調症にして, とうとう"治す薬"は現れなかった. ただし次善の策として興奮などをなだめる薬は つくられ使用されている. 統合失調症を治せる薬が出なかったために, この病気をも つ人は長い年月を精神病院で暮らさなければならなくなった. 特にわが国でその傾向 が顕著である.

うつ病もこの病気を治す薬はない. 対症的にうつを軽減するのみである.

神経症(ノイローゼ), 人格障害, 発達障害などすべてにおいて治療薬はない.

これは, 宇宙のように広大な精神を, たかだか細胞の機能に作用する程度の薬物が 変えられるはずもないからである.

3）認知症は記憶障害か

　認知症の人と接していると，いわゆる「もの忘れ」とよばれる現象が少なくないために，認知症の主要症状は記憶障害であると思いこみがちである．

誰にでもある記憶障害
　記憶障害は一般的に次の5つに分類されている．
①短期記憶障害：短期間のみ保持され，あとは忘れられる記憶．
②長期記憶障害：長期にわたって記憶されるもの．たとえば誕生日．
③エピソード記憶の障害：過去に体験したことの記憶．
④手続き記憶の障害：料理方法など体でおぼえたこと．
⑤意味記憶の障害：言葉の意味を忘れる．「あれ」「それ」などを連発．
　上に述べた各種の記憶は，自分の身に振り返ってみると大なり小なり「障害」があることがわかる．そうなると人はみな認知症なのか，ということになる．

「生理的なボケ」と認知症のちがい
　上の5種の記憶障害は誰にでもあるとはいえ，たしかに"年をとるとひどくなる"ことは間違いない．そうなれば，どこまでを"正常範囲"として，どこからを"異常（つまり認知症）"とするかが問題となる．ここで問題となるのは，記憶障害を，たとえば10の質問に7問正答した場合と5問正答した場合というように，（正答数の）数―つまり量で分けられるのかということである．現在用いられているテスト，つまりHDS-RやMMTはすべてこの方式で，正常・異常が得点の多い少ないで分けられている．

　こうした考え方に対して，新福らは次のように述べている[4]．

> 　生理的なボケと認知症は「質的に」異なったもので，生理的なボケが何らかの「外因」―重い病気，ねたきり，心的外傷など―によって「病的なボケ」となったものをよんでいる．

　こうなると私たちは，量ではない質のちがいを発見しなければならないが，さまざまな書物に登場する"正常なもの忘れと認知症のもの忘れのちがい"は次の2つにあることがわかる[5,6]．

> ・もの忘れを「自覚」しているかどうか．
> ・体験の「すべて」を忘れているか，「一部」を忘れているか．

つまり，昔は得意だったカレーライスをつくりながら，途中で"つくりかたを忘れちゃった"と放棄するのは「正常なもの忘れ」．一方，手も休めずにつくっていながら，具材の量や配分，味などとても食べられないひどいカレーをつくって何気ない顔をしているのは認知症である．

また，病院受診の日時を1週前から本人と家族の双方が念を押しながら，当日にはケロっと忘れてしまうのは「正常なボケ」．このとき本人は，"病院にかかっていること""○○科の××先生が主治医であること""今度の受診日（予約日）は△△日の▲▲時であること"のうち，最後の予約日のみ忘れている（全体の一部である）．一方，認知症の人は，"病院？"と言って全く関係がないという態度を示す（全体が欠落する）．

記憶障害には改善策がない

認知症の主要症状を記憶障害としたときにそれを"治す方法がない"という事実がある．正常なもの忘れにはメモや手帳を持たせたりという補完的な方法があった．しかし認知症の人に手帳を持たせても何にもならないだろうというのは容易に想像できる．

脳トレーニング（脳トレ）

記憶障害説にもとづく「脳トレーニング」は認知力の向上には役立たないことがケンブリッジ大学の研究で実証された[7]．

脳トレで行われる漢字の書きとりや計算は，それ自体は発達する．漢字を忘れずに書き，計算も遅くならない．しかし総合的な認知力の改善には役立たず，したがって認知症の予防にも改善にも効果はない，というのがケンブリッジ大学脳認知科学センターの2年間の2万人を対象とした研究の結論だった．計算を毎日やれば早く正確にできるようになるが，それが認知力の向上に結びつかないとする，納得のできる結論は，同時に認知力と記憶は無関係と語っていることにも注目したい．

結論的にいえば，認知症と記憶障害は無関係とみたほうがよい．

---

*認知心理学の領域から「ワーキングメモリー」説が登場しているが，これはいまのところ短期記憶障害と区別しがたいので本書では触れないでおく．

2 認知症を治せるのは「治すケア」のみである

1）精神疾患が治るとはどういうことか

　認知症は，統合失調症やうつ病と並ぶ「精神疾患」である．心臓病や高血圧症などの身体疾患ではない．

　精神疾患が「治る」というのは「症状がとれる」ことである．これが正当な精神医学的定義である（これに対して身体疾患は，症状の消失と各種所見—たとえば血液検査所見が正常化しないと治ったとはいわない）．

　うつ病は，気分がゆううつになり，食欲不振や不眠が生じ，会社にも行く気力がなくなって，自殺したくなる，という症状がある．一定期間の治療でこれらの症状がとれれば"治った"と判定される．あとは再発しないように気を付けるだけである．

　認知症を治すには，認知症の症状をとればよい．このことをしっかりおぼえておこう．

2）精神疾患を治すのはケアのみ

　先に精神疾患は薬では治らず，実際に真の意味で治す薬はなかったし今もないと述べた．認知症の薬にしても，"治す薬"ではなく，認知症の"進行を遅らせる薬"である．

　たとえば統合失調症を例にとって，治療薬がなければ治る例はないと短絡的に考えてしまうと間違いで，実際には非常によく治っているのである．私たち日本人は精神病院の長期入院をみているために，統合失調症は治らない病気と思いこんでいるが，実はそうではない．

　飯田らのまとめを要約すると，統合失調症の治癒・回復・安定は，少なめに報告している研究で約50％，多めに報告している研究で70％，つまり統合失調症の50〜70％は「治っている」といってよい状態にある[8]．

　何が彼らの病気を治しているかというと，主役は「生活環境の変更」を含む「（広義の）ケア」であると筆者は考え確信している．

　精神科を受診して統合失調症なりうつ病なりの診断が下ると，医師はよく"しばらく会社を休んでノンビリしなさい""実家（田舎）があるならそちらで静養を"と言って，休業を必要とするという診断書を書いてくれる．仕事（会社）を休むとは，仕事の緊張や人間関係から一時身を離すことを意味し，いわゆるリラックスすることである．

　1970年代に北イタリアから始まった，精神病院の閉鎖と長期入院となっていた人びとの「地域回帰」は当初，地域社会に大きなトラブルを起こしかねないと懸念され

たが，実際にはほとんど何事も起こらなかったといってよく，彼らは平穏に地域生活に融けこんでいった．

筆者は1994年頃に，彼らが比較的多く生活している地域を訪れ，もともとの地域住民にインタビューもしたが，住民はほとんど違和感を抱くことなくふつうの近隣付き合いをしていると話してくれた．彼らが隣の家に引っ越してきた翌日には"おはよう"とあいさつし，天気や仕事の話をふつうにしていた，とのことである．この「ふつうの隣人としての付き合い（いいかえれば受容）」が，統合失調症を病み，偏見・敵意・差別・排除などにさらされてきた彼らにとっては安心と心やすらぐケアとなったのだろう．地域生活そのものがよきケアとなったのであり，当初懸念されたトラブルがほとんどみられないのも納得できたことだった．地域社会に融けこみ，ソーシャルワーカーの斡旋で仕事につき，やがて結婚し子供をもうける例も出てくる．

この状況に「治った」と判定することに何の問題もない．

認知症とケアとの関係で私には次のような体験がある．この体験は「認知症を治すケア」への動機となったものである．

　　1983年に全国初の「おむつゼロ特養」を東京の青梅市で実現し，次は認知症と思っていた頃に，当時週に1度訪れていた施設に，80歳代の「異食」をする女性がいた．何でも手当たり次第に口に入れて不潔と危険きわまりない．寮母長（介護主任）にどうしているのかと尋ねると，あの人は"一人にして放っておくと"異食をするので，一日に何度も職員室に連れてきて話し相手になったり，お茶を出したりしているという．
　　そのうち，この女性に職員室の前の部屋に移ってもらい，その部屋の前を通りかかったら必ずドアを開けて"一声かける"とり決めをつくって実行しているという．"一人になっている感じ"をもたせないためという．たしかに以前よりもはるかに異食の回数は減っていた．

このエピソードから筆者は2つのことに気付いた．1つは，当時は薬物療法もない時代のせいもあったのだが，"認知症（当時痴呆）はケアでよくなる"という確信である．もう1つは，認知症は，この人のように「（孤独になるという）きっかけ」があって症状が出るという事実と，そうであるならそのきっかけをなくせば症状は消え，その人はただの人（つまり正常）に戻る，という理屈である．この「きっかけ論」が筆者の理論の重要な部分となっていった．

3）2種類のケア

ケアと一口にいってもいろいろな種類があるが，それを大別すると次の2種類に分かれると考えている．

- 認知症を治すケア
- なだめるケア

「認知症を治すケア」とは，いうまでもなく症状を消失させ，正常な状態に戻すケアである．本書はそのために書かれている．

「なだめるケア」は筆者が勝手につけた名称だが理解していただけると思う．認知症の人を一時的になだめるだけで，状況が変わるか，なだめ上手な介護職がいなくなるともとの状態に戻る．いわゆる周辺症状へのケアのほとんどがこれである．バリデーションセラピーや最近のユマニチュードセラピーなどがある．

第1章
認知症を治すケア—その基礎理論

① 認知症とはどのような病気か

1）それをつくり出す要因（原因）

　先に病気はすべて多元的であると述べた．この多様な原因を探り出せば，予防にもなるし治療にもなりうる．そして原因を発見しようとするときに，「認知症になった人」をめぐる原因の特定を行えばよい．高血圧症の人は食事中の塩分が多いという事実が見つかれば，高血圧症の原因の1つを発見したことになるのと同時に，高血圧症の予防にも，そして高血圧症になったあとの治療の1つにもなりうる．

　これまでの認知症研究を調べると，認知症という病気をつくり出す要因（原因）がわかってくる．

（1）運動習慣と認知症

　運動習慣と認知症の関係を論じた研究は欧米にはきわめて多く存在する．いまではそのブームも過ぎ去って，"運動不足は認知症のもと"という一種の定説を残して終息した観がある．多数の運動に関する研究の中でも筆者がよく引用するのは，前編序文でも述べた次の研究である．

> **アボットの研究（Abotto R. D.）[9]**
> 　ハワイにすむ日系アメリカ人約3,000余名を対象に調査を行い「認知症になった人」と「ならなかった人」を，学歴，仕事，趣味，家庭状況，家系（長寿か否か），日常生活状況，病歴，検査データなどあらゆる項目で分析した．もっとも強く影響していたのは，「1日2マイル（3.2 km）」の"歩く生活"をしていたかどうかで，2マイル以上歩いている人はそれ以下の人に比べて実に「43%」認知症の発生が少なかった．

日本のウォーキングブームに

　欧米の運動研究の成果が日本に伝わって，その当時行政の主導で進められていた「生活習慣病予防」と相まって，各地で"認知症予防のウォーキング"が盛んになった

時期がある.

認知症の治療としても運動が有効―2011年ハーバード大学認知症研究センター

認知症の発生率を低下させる運動は予防の有力な方法になると同時に，当然ながら認知症になったあとの治療にも役立つ．ハーバード大学認知症研究センターはこのことを，発表されている認知症の治療論文を分析して，"認知症の治療に効果が実証されるのは運動のみ"と結論づけている.

(2) 趣味活動と認知症

欧米の研究ではよく登場する「学歴と認知症」―学歴が高いほど認知症にかかりにくい―のほかに，興味深いのは趣味活動（レジャー）と認知症の研究である.

スキャミーズら（Scarmeas N. et al）の研究[10]

これも数千人の対象を20年近く追跡するというしっかりした研究で，結果は無趣味の人にくらべて趣味をもつ人は認知症になる率が「35%」低下するというものであった．趣味をもつ人は認知症になりにくいということである.

エルマー（Helmer C.）の研究―いくつ趣味をもてばよいか

エルマーは，趣味ゼロ（無趣味），趣味1つ，同2つ，同3つまたはそれ以上，と4つのグループに分けて分析した．無趣味にくらべて趣味3つ以上の人では認知症になる率がなんと「80%」も低下したという.

趣味は単独で行うよりも集団で行うもののほうがよい

趣味活動を研究する研究者たちの一致した意見は，「単独の趣味」よりも「集団の趣味」がよいということである．単独で行う趣味の代表に読書がある．無趣味よりいいことは先の研究が示しているが，できれば集団で行うもの（創作，観賞，スポーツ，ゲームなど）がよいということである.

趣味活動を集団で行うのは，社会的孤立をなくし，なおかつ集団の中で自然発生的に生じる「社会関係」と「役割」が後に述べる認知症との深い関係をもつからである.

(3) 栄養と認知症

認知症になると原因不明のやせがおこることは知られていた．私たちも，認知症の人は一般にやせ型が多いことを知っている．なぜやせがおこるのか，やせの原因となる低栄養が認知症とどう関係するかのメカニズムはわかっていないものの，ポールマン（Poehlman E. T.）は認知症とやせの実態を研究する中で，低栄養が認知症の発症と何らかの関係があることを示唆している.

すでに述べた運動は，要するに活動性のことで，栄養はそのエネルギー源である．低栄養が低活動をもたらして，認知症の発症に関連すると考えるのは不自然ではない.

(4) ライフイベントと認知症

ライフイベント（Life event）とは文字どおり「生活上（人生上）の出来事」を指す. たとえば次のような出来事である.

・配偶者の死, 家族や親しい人との死別・離別
・職業からの引退, 社会的役割や家庭内役割の喪失
・家庭内のいざこざや地位の変化
・近隣とのいざこざ・係争
・転居, 住居の改築
・重い病気にかかること

認知症の発症に, 転居や子供の独立, 家族の死亡, 家庭内のいざこざなど, 心理的要因をきっかけとする例が41.1％, そうしたきっかけが見当たらない例は34.5％と, ライフイベントによる何らかの心理的要因が発症に関与しているとの報告がある（中嶋ら[11]）.

また木戸は, 自ら診療した100名の認知症のうち55名に発症と悪化にライフイベントの関与が考えられ, その内訳として, ①身体的要因31名（脳卒中や開腹手術などの重病21名）, ②家庭内要因22名（死亡・重病・別離などの喪失体験10名転居8名など）, ③失職2名であったという[12].

これらの研究が示すものは, ライフイベントが認知症の発症や悪化をもたらす大きな誘因になっているという事実で, 特に「喪失体験」という言葉でまとめられる事態が大きく関与していることを示している. しかも, 上に述べたようなライフイベントが同時多発的におこることも稀ではなく, このことが精神的に乗り越えがたいストレスになることも十分にありうるし, そのときに抑うつ, 神経症症状, 幻覚妄想, さまざまな身体症状が出現することも, そしてそのひとつとして認知症になりうることも十分に理解できる.

(5) 性格と認知症

認知症になりやすい性格はあるのか, という問題は研究者の関心のひとつとなっていた.

東らは, 妄想をもつ認知症の人は性格的には「だらしなさ」「秩序性の欠如」が目立つ. これは統合失調症などでの妄想を抱きやすい性格特徴が, 自己中心性, 疑い深い, 人嫌いなどとは異なっている. なぜ「だらしない性格」や「秩序性を欠く性格」が妄想に関連しやすいかを次のように述べている[13].

まず認知症の妄想のほとんどは「被害妄想」, とくに"自分のものが盗まれた"とする「盗難妄想（盗まれ妄想）」か「嫉妬妄想」であり, 内容は作話的（つくり話）であることが多い. 認知症は状況を通して現実と自分との関係の不調和を生じることであ

るから，そうした事態にいたったときに，本人にとって理解不能な状況—現実を妄想というかたちで片付けてしまう．

同様に「せん妄」は性格の影響が少ない症状だろうとの予測に反して，「非社交的」「孤独を好む」という例にせん妄を示すことが有意に多かったという．他の研究者も「内向的性格」がせん妄に多いと同様の報告を行っている．筆者（竹内）は夜間せん妄の原因を水分不足とみているが，水分不足→意識レベルの低下→認知障害となったときに，これらの性格特徴が最後の引き金を引くようである．

「徘徊と多動」では，「積極的」「勝ち気」な性格や「くどい」か「几帳面さが乏しい」などの傾向がみられるという報告もある．

これらの「症状と性格」のほか，全体としてみたときの"認知症になりやすい"ことについての研究もある．

佐藤らは，40～50歳代のライフスタイルが老年期のアルツハイマー型認知症による発症に関連するとして，「趣味が少ない」「余暇不活発」で，総じて精神生活と社会参加に消極的傾向が目立つとしている[14]．

柄澤らは，血管性認知症とアルツハイマー型認知症の比較を行いつつ，血管性の病前性格として「内閉型」（分裂気質）「感情型」（ヒステリー気質）が多い傾向がみられ，アルツハイマー型では「感情型」（ヒステリー型）が多い傾向がみられたと報告している[15]．

（6）症状の発現や進行に関与する要因

最後に主として進行に関与する要因をみておこう．

新福は，老年の認知症は「内因性精神病，反応性精神病と関係の深い体質的基礎（つまりその人の性格や人格的傾向—著者）をもち，その発病には情動的要因，環境的要因が大きな影響をもっている」と述べている[3]．

小阪は，認知症促進因子として次の6項目をあげている[2]．

①無知による受診の遅れ

②医師・家族の悲観的・諦観的姿勢

③急激な環境の変化

④身体疾患の合併

⑤介護者の不適切な扱い

⑥夜間せん妄・精神運動不穏などの付随的症状

このうちの①は，一般には無知よりも半信半疑（まさか認知症では）から，また病院で認知症の診断されることへの恐れによる「ちゅうちょ（躊躇）」からの受診の遅れが多い．

②の医師による悲観的・諦観的姿勢はよくみられ，私のゼミの修士研究では，非常に多くの家族が"病院で絶望させられた"と述べている．これが家族の悲観や諦観を

つくっている可能性は大いにある．医療者として猛反省すべきだろう．

⑤は家族介護者の長期の介護疲れとストレスは不適切な扱いを招きやすい．しかし深刻なのは職業的介護者にさえ同様のことがみられることである．家族には介護負担の軽減・肩代わりが，職業的介護者には介護の方法と理論の教育が必要である．「なだめる介護」では限界がある．

介護者の不適切な扱いは，トム・キットウッド（パーソンセンタードケアの提唱者）も厳しく指摘し「悪しき社会心理的環境」とし，そこから「良き環境」かどうかを判定するための「ケアマッピング（Care Mapping）」がつくられた[1]．これは介護者がよき環境の一員となりえているかの，いわば自己チェック表ともいえる．

2）まとめと次の課題

以上のような研究結果をまとめると図2のようになるとみてよいだろう．

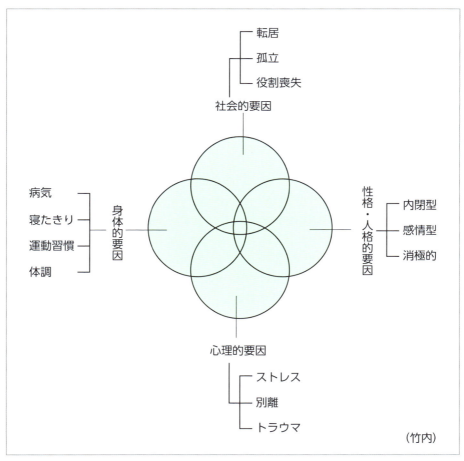

図2　精神疾患はすべてこの図のような要因が関与してつくられる．図には認知症に関連の深い要因を示した．多元的な要因からなる病気であることを理解しなければならない．

・運動と栄養は認知症発症の「身体的要因」としてまとめられる.
・ライフイベントによってもたらされるのは「心理的要因」としてよいだろう.
・ライフイベントともかかわるが,社会的孤立などの「社会的要因」もある.
・上記と関連しあうものではあるが「性格・人格的要因」がある.

すべての精神疾患に共通の構造

　認知症という病気にかかわるこの4種の要因は,統合失調症にせようつ病にせよ同じようにみられるものである.

　結局のところ,精神疾患はこの4種の要因を発症原因として,症状が統合失調症的であれば統合失調症といわれ,うつ病的であればうつ病といわれるにすぎないように思われるのである.

次なる課題

　認知症の多元的な要因（原因）をみたところで,私たちの次なる課題は,「これらがなぜ認知というはたらきをおかすのか」をみていかねばならない.その謎をとくことで認知症への理解はより深いものになるだろう.

3) 認知がおかされるとはどういうことか

　私たちは,つねに自分のおかれている現実を正しく認知し正しく行動している.このときの「認知」とはいったいどういうはたらきなのかを知ることが,それがおかされている認知症を正しく知ることであり,認知症の人たちが示す"異常な"行動を知ることになる.

> 認知症をケアする人はまず「認知」を知れ.

(1) 認知

　認知に関する学問は認知心理学である.したがって私たちはまずこの学問に足を踏み入れる必要がある.

> 認知とは①ここはどういう場で
> 　　　　②自分はなぜここにいて
> 　　　　③どうすればいいか
> を知る<u>総合的な精神</u>のはたらきをいう.

　わかりやすくいえばこういうことである.私たちは朝から晩まで,時々刻々変化する「状況」の中におかれている.そしてめまぐるしく変わる状況変化があっても,そ

のつど"ここはどこ""なぜ自分がここに""どうすればいいか"を，それこそ"瞬時に"つかんでいる．

　認知心理学では，①ここはどういう場かがわかることを「認識」とよび，②自分はなぜここに，つまりその場と自分との関係がわかることを「理解」，そして③どうすればいいか，がわかることを「判断」とよんでいる．そうすると先の認知の定義は次のようになる．

> 認知とは（自分のおかれた）状況を正しく「認識」し「理解」し「判断」する総合的な精神のはたらきである．

> 認知症になるということは，この認知の「認識」「理解」「判断」のどれかに，あるいはすべてにわからなくなることである．

(2) 状況とは何か

ここで認知の対象となる「状況」というものを考えておこう．

私たちは，朝から晩までくるくる変わる状況におかれている，または変化する状況の前に立たされている．

そしてその変化する状況に対して正しく対処（行動）することを求められている．その対処が状況にマッチしないものであるとき，人はそれを「異常行動」とよぶ．つまり，めまぐるしく変化していく一瞬一瞬の状況は，そのつど，すばやく，正しい行動を求めている．認知症の人はこれに失敗する．なぜならその状況の正しい認識・正しい理解・正しい判断を失っているからである．

状況の構成

ここで，状況とは何によって構成されているかをみてみよう．これはあなた自身が

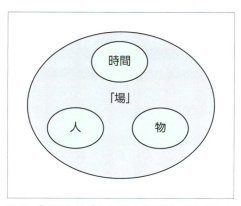

図3　「状況」は「人」「物」「時間」，それらによる「場」からつくられる．

いまおかれている状況の"中身"を見ればすぐわかることである（**図3**）.

　　・状況の中には「人」がいる.
　　・状況の中には「物」がある.
　　・状況の中には「時間」が流れている.
　　・これらのすべてを含んで「場」といわれる.

　そうすると「状況の認知障害」とは,
　①「人」に対する認知障害
　②「物」に対する認知障害
　③「時間」に対する認知障害
　④「場」に対する認知障害
に細分化できることになる.

　　自分の配偶者や子に向かって"おまえは誰だ"というのは,（状況の中の, つまり目の前にいる）「人」に対する認知障害, 主には相手と自分との関係がわからなくなった「理解障害」である.

　　何かいわれると施設の職員であれ, 他の利用者であれ乱暴するという症状は, 相手（「人」）が施設の職員（仲間である利用者）としての「認識」が障害され, なおかつ自分がこの施設の利用者で職員の指示に従い仲間とは仲良くしなければならないという（関係の）「理解」に障害があるからである. つまり「人」の認知障害であることがわかる.

　　トイレに入るとトイレットペーパーを持ち帰る症状は, これも主にトイレットペーパーと自分との関係, トイレットペーパーは皆が使う公共の物で私物化してはならないもの, という「理解障害」によるものである. これとは別に, 路上に棄てられたゴミをひろってくる症状は, それが役に立たないゴミだという"物への認識"に主な障害があるからである.

　　デイルームや食堂でそわそわと落ち着きがない. まるで「居場所」がないようだ. 傍に寄って"どうしましたか?"と尋ねると, よく"帰りたい"といい, 帰らないといけない理由を述べたてる. "夕食の支度""孫の出迎え"など, なかには"ここにいられない理由"もいう. "こんなところにいられない""ここにいると馬鹿になってしまう"など. これはいうまでもなく「場」に対する認知障害である. ここは施設という認識と利用者である自分という関係の理解障害である. そして場の認知障害ある人は, 必ずといっていいほど「わかる場所」へ行こうとする. それがいわゆる「帰宅願望」に結びつく. 自分の家にいても場の認知障害あれば"家に帰る"という. 「徘徊」もこの障害であることはいうまでもないだろう.

　「時間の認知障害」についてはよく誤解されてもいるので説明がいる.
　私たちは時間を「流れ」として認識している. 状況は時間とともに流れ, 次の状況になると新しい時間の流れが生まれる. この流れには当然のことながら「始まり」があり「今」にいたる流れがある. 時刻はその流れの証人のようなものである.

認知症の人では，この「流れ」が途中で中断している．そしてこの時間の流れの中断は多かれ少なかれ認知症に認められる．

> （80歳の人に）おいくつですか？　と尋ねたら「50（歳）」といった．これは年齢をさかのぼったのではなく，生まれてから流れてきた年齢が50歳で中断しているのである．よく"歳を忘れている"というが正しくは"歳が途中で止まっている"というべきなのである．食事をしたばかりなのに"ごはんまだ？"と催促する人がいる．食事したことを「忘れた」からと説明されているが，そうではない．食事したことを忘れた人は決して"食事まだ？"とはいわない．"食事を食べたっけ？"と尋ねる．食事まだ？　と尋ねる認知症の人は時間の流れが"食前で止まっている"のである．何でも記憶障害で片付けようとするのは困ったものだと思う．

② 認知というはたらきの構造

認知心理学の定義（先述）では，認知は「総合的な精神のはたらき」であった．では「総合的」というとき，どのようなものの総合なのかをみてみよう．

認知は自分のおかれている状況を正しく，すばやくつかみとることであった．

このときに，もし自分が眠っていたのでは状況を認知できない．そうすると認知に参加し，重要な役割をもつものとして「意識」があることがわかる．

たとえ意識が正常であったとしても，ほかのことに気をとられるなどして「注意」が散漫になっていれば認知できないことがある．自動車の運転でほかに気をとられて（注意が散漫になって）赤信号を見落とすことがある．注意には，「集中」と「配分」（同時にいくつかのものに注意を向けておくこと），そして「持続」（注意し続けること）の3つの側面がある．

人は"興味のないもの""関心のないもの"を認知しないという特徴をもっている．絵に興味のない人は微妙な色の使い分けを認知できず，音楽に関心のない人も微妙な音を聴き分けられない．会社を退職した人が曜日を"気にしなくなる"のは，曜日への関心がなくなって毎日それを認知することをしなくなるからである．ものごとへの興味・関心をここでは「心的エネルギー」とよぶことにする．

筆者はこれら「意識」「注意」「心的エネルギー」の上に，「記憶」と「言語」という精神機能が乗って，これらが総合して認知というはたらきを行っていると考えている（図4）．

記　憶

記憶は目の前の状況を認知するために重要なはたらきを演じていることはたしかである．このことは否定すべきものではないが，あくまでも認知はこれらの総合的なはたらきの結果であることを忘れてはならない．

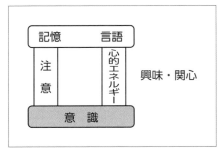

図4 認知というはたらきを構成する要素

　朝，ベッドで目を覚まし，まわりが見慣れぬとここはどこかと一瞬迷うことがある．その時に助け舟となるのは記憶であることは間違いない．出張でこのまちに来て，昨夜ホテルにチェックインした．つまりこの「場」の認知が行われたのである．記憶はたしかに貢献している．

　しかしこうした記憶も，意識や注意力やここがどこかと特徴をさがそうとする関心の支えによってその真価が発揮される．つまり記憶も支えられているのである．このように言っても記憶の価値を損なっているわけではない．

言　語

　筆者は記憶の正しい価値づけとともに，言語にも正しい評価を与えるべきだと考えている．

　このホテルで目覚めたエピソードで，"ここはホテル""出張先のまちの""昨夜チェックイン"という状況認知は，みな言葉によっている．「ホテル」という言葉が頭に浮かばなければ，ここがホテルだという認知にいたらない．

　筆者は研修会などで，参加者に"言葉を使わないで自分のいるこの場を説明してごらん"と課題を出すが，誰もできないという．

　ホテルで目を覚まし，周囲の壁や枕元のスタンドなどを注意深く探索し，その一方で昨日までの規則を動員しても，最後に認知を完成させるのは「ここはホテル」という言葉なのである．"ここがどこだかわからない"というのは"ここを示す「言葉」が浮かばない"ことなのである．

> 状況の認知は言葉（言語）で完成する．

　このことを知っておこう．これは記憶への過剰な思いこみ，何でも記憶障害で片付けてしまうことへのいましめである．記憶障害に執着しているかぎり認知症を解決するいとぐちは見当たらないし，これまで検討してきたようにそれ自体間違っているからである．

言語が世界を創り，状況を創る

　エスキモーは雪の降り方を50余りの言葉で表現するといわれている．ということは，彼らは「雪が降る」という状況を50種類もっていることを語っている．私たち日本人はせいぜい4つか5つの言葉しかもっていない．ということは私たちは雪の降る状況をその数しかもっていない．なぜエスキモーは50の状況をもち私たちは4～5の状況しかもたないかといえば，それは「言葉」をもつかもたないかで決まるからである．言葉は状況をつくる．エスキモーは50の言葉で50の状況をつくる．

　日本語で言葉の豊富なのは「雨」だといわれている．雨，さみだれ，にわか雨，夕立，通り雨，しぐれ，雷雨，集中豪雨，まだまだあるにちがいない．英語では2～3の言葉しかないらしい．すると，私たち日本人は雨の降る状況を英語国民よりは多くもっていることになる．それは言葉が多いからであり，言語が状況を生むからである．

　言葉（言語）が状況（現実，世界）を生むということは，キリスト教の聖書，ヨハネ伝の「創世記」が雄弁に語っている．

　創世記は，混沌とした原初の世界から神が今の世界を創る物語だが，神が"光あれ"と言葉を発すると世界は光と闇の世界に分かれつまり昼と夜が創られ，次いで海と陸が創られ，太陽，月，星々が創られ，植物，動物，人間が創られていく7日間の物語である．それをヨハネは次のように述べている．

> 初めに言（ことば）があった
> 言は神と共にあった
> 言は神であった
> この言は初めに神と共にあった
> 万物は言によって成った（創られた）
> 成ったもので（創られたもので）言によらず成ったものは何一つなかった
> 言のうちに命があった

　世界は神が創ったのだが，神は言葉を用いて創った．したがって言葉は神（と同じもの）なのだといっている．

　このことは「認知」するということの性質をも示している．状況を認知するというとき，私たちは自分の周囲にあるものを受動的に受けとめ，解釈し理解しているのではなく，私たちのほうから状況を"創り出す行為"つまり能動的な行為を行っているにほかならないことを示している．認知症とは状況を創り出す能動行為に問題を起こしたことをいう，といえる．このように考えると，運動能力がなぜ認知と関係があるかを解く鍵が見つけられるように思う．

感覚・知覚・認知

　ここで私たちが外の世界を知るときの様式について整理しておこう．

いまここにペンが 1 本ある.

・表面はツルツルして丸い棒のようなかたちをしている. これは**感覚**で, 対象の「性質」を知ることである.
・これは文字を書く道具である. これは**知覚**で, 対象の「意味」を示している.
・このペンは 10 年以上も私が使ってきた愛用のものである. これが**認知**で, 私との「関係」が示されている. しかしそれだけではなく, このペンはいま机の上に乗っている. その机は窓際にあって, 窓ガラスの向こうには小公園の緑とビルが広がっている. こうした風景は「知覚地図」とよばれていて, 私たちの知覚している世界はつねにこうした広がりある世界であり, ペンはそれを構成する一部として風景の中に位置づけられている. これを知ることを「認知」とよんでいる. 別ないいかたをすれば,「ペンの置かれた状況」を知ることが認知ということになる.

私たちは日常生活の中で, この感覚・知覚・認知を一瞬のうちに行って外の世界を知るのである.

③ 認知と状況—人はなぜ認知症になるのか

統合失調症やうつ病などについては, その病気がつくられていく過程が語られている（むろん, いくつもの学説に分かれてはいるが）.

しかし人はなぜ認知症になっていくかを語った体系的な学説はない. これは「認知症学」の根本的欠陥といわねばならない.

・なぜ運動習慣のない人が認知症になりやすいのか.
・なぜ趣味のない人が認知症になりやすいのか.
・なぜ社会生活に消極的なライフスタイルの人が認知症になりやすいのか.
・認知症発病のきっかけの 1 つに転居があったり, 各種の「役割の喪失」があるのはなぜなのか.

認知症とは認知障害によっておこる. 認知障害とは, 考えられるのはまず第一に「認知力の低下」であり, 次には「異質な認知」であろう. そうであるとすれば, 私たちは認知症発症にかかわる諸要因が, なぜ認知力を低下させたり質的に異常な認知をひきおこすかを考えてみなければならない.

現実, 状況との一体感

精神を病む人はその病気が何であれ, 自分をとりまいている現実との関係に何らかの障害がある. 先に性格と認知症のところで, 東らが"認知症は現実との関係で不調和を…"と述べていることを紹介した. このようなことは認知症にかぎらず, すべて

の精神疾患，いや身体疾患においても認められる．下肢を骨折しギプスを巻き松葉杖で歩く人は，骨折前には何でもなかった世界が一変して思いどおりに歩くことを許さない「敵対的な関係」に変わっていることに気付く．

ふだん私たちは，周囲の世界と自分とは一体となっていて，それはまるで水と魚のように，周囲の世界にいささかの疑念も抱いていない．こうした関係をミンコフスキーは「生き生きとした現実との接触」とよび，別の人はそうした関係にあることをあたりまえのこととして「自明性」ある世界とよんだ．

こうした一体的関係は，精神疾患でも身体疾患でも変化しうる．

たとえば統合失調症の現実世界の受けとめかたは，この自明性やいきいきとした接触の喪失といわれ，それに代わってブロイラーによれば「自閉」が核心的関係になるという．つまり自ら一体化を放棄して自らのうちに閉じこもって，周囲世界との関係を（自ら）断ってしまうのである．私たちが統合失調症の人と接したときの「意志疎通のとりにくさ（ラポートの欠如）」や，彼ら特有の「よそよそしさ」は自閉の現れであるといわれている．

この自閉的態度の原因には，彼らの「自己の確立」―自分は他人とはちがうという意識―に問題があり，自分の行為と自分自身はつねに他人に支配されている（させられ体験）や，自分の考えはいつも他人に知られている（つつぬけ体験）と感じ，そのつらい状況から身を護るには，周囲との関係を断ってしまうほかはないからである．

うつ病の人の特徴はつねに几帳面で完璧さを追い求めるところにあり，たとえば会社員などでは有能な社員として自他ともに認められる人が多い．しかし仕事はつねに成功するとは限らず，昇進するに従って本人の自らへの期待と目前にある仕事の量や質との間にあるギャップから，達成不能の予感が先行し，やがてうつへと転じていく（昇進うつ病）．私たちは，仕事でも何でも，何らかの行為を行おうとするときに，その先の"仕上がった姿"を頭に描き，その姿をめがけて行動する．うつ病の人は，頭に描く仕上がった姿が，自分には達成できないものとの印象を与えていく．それがいわゆる劣等感や無力感などを生み，うつへと進んでいく．有能な社員であることが"仕上がった仕事の姿"を非凡なものとし，それがかえって自分の劣等感や無力感を助長するという悲惨さがある．

このうつ病の成り立ちからは，「現実世界」とよばれるものが，「時間的未来」を含んでいることを語っている．私たちの行為は，その実行に先立って「仕上がった姿」を見せるということと，私たちがそれに向かって行為していく，ということである．うつ病はこのギャップから生まれてきたのだが，時間的未来に向かっていくのは仕事ばかりではなく，私たちの存在そのものがそのようにできているからである．

私たちの上を時間が通り過ぎていく．これは受動的に表現しているが，正しくは私たち自身が一瞬一瞬に，その一瞬先の未来に向かって進んでいるのである．私（筆者）はいま原稿を書いているが，一瞬先に書くべき内容や文字があるからそれに向かっているのである．一瞬先の内容や文字は，"仕上がったもの"として，ある種の安定した

ものである必要がある．不明なもの，不確かなものであったら，それに向かってペンを動かし文字や文章を書くことはない．

私たちは「安定した未来」に向けて行動する．これが「生き生きとした接触」の本態であり，そういうものとして何の疑問もないことを「自明性」とよぶのであろう．

うつ病の場合は，この「安定した未来」として描かれる仕事の様相が，逆に自分の能力では達成できないものと映り，それがうつへと自分を追いこんでいった．「未来と現実のギャップ」とみてよいだろう．

統合失調症の場合は，この図式でみれば，自分の行為の未来はすべて他人に支配されつつぬけになっている．つまりうつ病のように未来を現実の自分の能力に照らし合わせるという機会もなく，描かれる未来は他人に盗まれ自分に戻ってこない．

筆者は認知症の現実との関係も「未来と現実のギャップ」にあり，うつ病のパターンに似るとみている．認知症とうつ病がしばしば見分けがたいのはこのためだろうと思う．

能動性そして意味の世界

認知の構成要素たる知覚は，能動的行為であって，決してこの言葉が誤解されているような受動的なものではない[16]．ある物体があるとき，身体運動と精神運動を動員してその物体を特定し，言語によって「意味」を与えることが知覚である．知覚はまず第一に身体と精神の能動性がつくり出す「活動」を母体としてつくられる．「認知」というはたらきは，知覚によって生み出された無数の「意味」の集まりを，1つは自分との関係で，もう1つは知覚地図として秩序づけられる関係の中におく．これを意味ある世界とよびたいと思う．

これを先の「未来」との関係でみるならば，私たちの「未来の姿」とは，多数の意味からつくられそれが秩序づけられている世界であり，私たち一人ひとりはつねに，"いま，ここ"の世界から「意味の未来」に向かって進んでいる存在なのだということができる．

ところが，もし仮に，自分の周囲にあるものすべてが自分にとって意味あるものでなくなったときにはどうなるだろうか．

「役割の喪失」は，自分と対象との，互いに働きかけあうという有機的な関係の喪失であり，同時にそのものの意味の喪失でもある．

現実が意味あるものを失ったとき，未来に意味ある世界を求めて人は奮い立つであろうか．それが可能になるとすれば，その条件は2つあると思われる．

1つは失われた役割に代わる，家庭内や地域内に新たな役割を用意できるかということ，もう1つは再び意味を発見しうる「活動力」を高めることができるかということである．

4 認知症の人の心理（図5）

1）認知障害がひきおこす心理

ここがどこだかわからない，
自分がなぜここにいるのかわからない，
どうしていいかわからない

　これは「場」としての状況への認知障害をおこしているのだが，こういう状態になったときに人はどのような心理状態になるのだろうか．
　〔混乱〕　上の記述が雄弁に示しているように，状況の認知ができないときにまずおこってくるのは「混乱」である．状況は起床から眠りにつくまで次々に移り変わっていくから，認知症の人は混乱に次ぐ混乱といえよう．
　〔不安〕　混乱するということは，ほぼ同時に「不安」が生じてくることでもある．"これから私はどうなるのか"．パウライコフは，不安は時間的未来の「空白化」といった[17]．"これからどうなる"はまさにそのことを物語っている．
　不安は単独で生じてくるのではなく，状況への「怯え」と「孤立感（孤独）」をともなってくる．不安とは未来の単なる空白ではなく怯えをともなう空白化とみてよい．先のように，ここがどこだかわからなくなると，瞬間的に世界から取り残されたような，どこからも救いの手が現れないような「孤立感」を抱く．

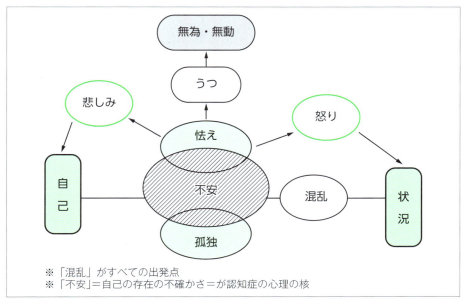

図5　認知症の人の心理

> ある認知症の女性は，毎朝目が覚めるとどこにいるのかわからなくなり，隣町に住む娘に何度も電話してくるという．どうしていいかわからない，すぐ来てちょうだいと怯えた声で助けを求めてくるという．

筆者はこの「不安」こそが認知症の心理の核心だと考えている．

パウライコフのいう未来の空白化，これから自分はどうなっていくかがわからなくなることは，それでは「今の自分」はどうなるかをつきつけてくる．さらに今の自分が不確定であることは「これまでの自分」という存在はどうだったかという思いをひきおこす．

認知は「今の状況」を正しく把握することだが，すでに考察したように，人は必ずそこを出発点として一瞬先の未来の姿（自分）を描くから，「今」がわからなければ未来（の自分）も描けず，未来は空白の霧がかかったような状態となるとみてよい．それがつねに時間的未来に向かって進み続ける宿命の私たちに「不安」となってのしかかるのだが，同時に"今の自分はどうなったのか"という現在の自分の存在の不確かさをよびおこす．そして連鎖反応のように，これまでの自分はどうであったかへとつながっていく．

これは過去から未来にいたるまでの，つまりは自分の全存在の不確かさへと発展する．人間にとってこんなに恐ろしいことはないと筆者は思う．

このあたりの不安に満ちた人生を一冊の本にまとめた女性がいる．2004年の国際アルツハイマー病協会日本大会の際にも来日し特別講演を行った人なので，この著書も含めて知る人は多い．この書物のタイトルが『私は誰になっていくの？』（クリスティーン・ボーデン）である[18]．このタイトルからして，すでに未来の自分が不確かな存在で，決して今の自分の延長上にあるわけではないとの不安と予感にあふれている．彼女は一流大学をトップクラスの成績で卒業し，キャリアの公務員となったいわば知性豊かなエリートである．

この書物は認知症の人の心理を知る上で非常に多くのことを私たちに伝えてくれる．認知症のケアにあたる人は一度は読んでおくとよい．

〔怒り〕〔悲しみ〕　毎日くり返される混乱と不安は，しかしただそれに襲われるだけにさせておかない．ある種の「反応」をひきおこす．その1つは，自分をこのようにつらい状態に落としたのは，「わからない状況」のせいだとして，外（状況）に向けて怒りをぶつけていく反応である．もう1つは，先の娘に毎朝電話をかける母親のように，状況のわからない状態をひたすら嘆き悲しむタイプの反応である．「わからない自分」のせいとして，原因を自分にあると受けとめている．

〔うつ〕　混乱と不安，そして怒りや悲しみとして反抗しても事態は少しも変わらない．同じことが毎日毎日くり返される．そうなると人は「うつ」になって自らの内に閉じこもり，ひたすら耐えていくほかはなくなる．先に，認知と未来の関係からうつ

病と認知症は似ていると述べたが，もう１つ，不安や怒り悲しみの反応で解決することのない現実もまた人をうつ状態にするとみてよいだろう．

〔無意・無動〕　そして最終的には現実の状況との関係を一切断って，あらゆるものや出来事に反応せず，「無意・無動」の状態となっていく．しかしこの終末像はほとんどすべての精神疾患の終末像でもある．

2）いわゆる「周辺症状」への発展

現在の認知症に関する書物は，認知症状を「中核症状」と「周辺症状」に分けるのが一般的である．この２群の症状は，認知症の進行や悪性度を反映した使われ方もする．中核症状から周辺症状へと進行，というように．

しかし問題なのは，なぜ周辺症状へと発展（進行？）するかの説明はなされていないことである．

「脳が原因」と執着する研究者も，症状の悪化と脳の器質的変化（たとえば脳の萎縮の進行）との関係を実証できない．脳には進行を示すようなものは何も見当たらないからである．

その一方で，すでにみたように進行や悪化には心理的影響や環境因子を主張する説が多い[19]．

筆者も，認知症の進行・悪化は，前節で述べた，混乱にはじまる心理的状態に原因があると考えている．

認知力の低下，認知の失敗はすでに述べたように混乱や不安をよびおこし，自己の存在さえ不確かなものに感じさせる過酷な攻撃を執拗にくり返す．

"毎朝，目覚めるとここがどこだかわからない"．こうした状態がくり返されていけば，人はどのようになっていくだろうか．おそらくその状況へのある種の態度（構え）ができ，それが固定化していくにちがいない．

その構えは，人によって異なる．そこに性格・人格が影響をもつ．

認知障害によって状況はわけのわからない，不気味な世界として迫ってくる．

そのときにある人は，そのような状況に積極的に反応し葛藤する．自分に声をかけてきた職員に乱暴する，などの行動である．しかしすべての認知症の人がこういう行動をとるのではなく，別のある人は，わからず不気味な状況からは自分の身を離して，関係をもつことから遠ざかる．また別の人は単に遠ざかるだけでなく，きっかけがあれば自分の過去のよき時代に戻ってしまう．これらを整理すると図６のようになる．さらに認知力の低下からプロセスとして描いたのが図７である．

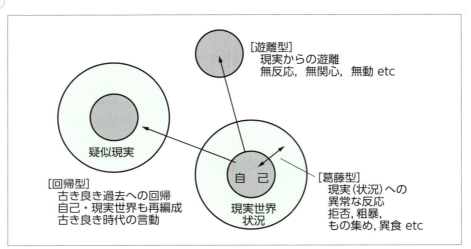

図6 葛藤型，遊離型，回帰型のイメージ自己と現実（状況）との関係
現実が正しく認知できないとき，あくまで現実に踏みとどまって葛藤し続けるか，つらい状況から身を離して関係を断つか，ごく稀には過去の古き良き時代に戻るという反応（構え）が生まれ固定化していく．

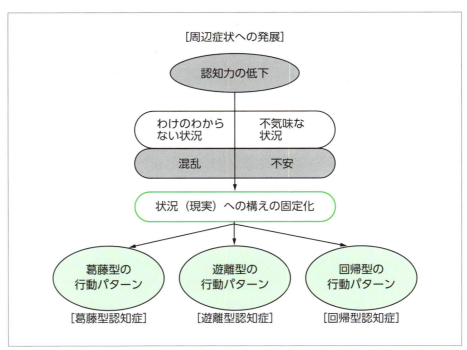

図7 図6の3つの反応（構え）がそれぞれ特有の認知症状を生んでいく．図の［葛藤型認知症］［遊離型認知症］［回帰型認知症］については後に詳しく述べる．

❺ 認知力を低下または回復させる具体的要素

　これまでみたように認知症の発症にかかわる要素はさまざまである．しかしそのうちの多くは今から修復することができない．

　たとえば性格を変えることはできないだろう．ライフイベントのほとんどはすでに取り返しがつかない．喪失した役割もまたしかりである．

　しかし自分のおかれた状況を正しく認知してそれに適した行動をとることは可能である．

● まず第一に「意識」（覚醒水準）は，感覚・知覚・認知のいずれにとっても基盤となる．高齢者の意識においてつねに大きな影響を与えるものに「水分」がある．水分をしっかり（1日1,500 ml以上）とってもらうことは意識を正常に支える重大な要素で，認知力を回復させる可能性を生む．

● 次に「活動力」がある．状況を認知するのに欠かせない能動性は，身体的活動力にかかっている．"認知症が進行すると体の動きが悪くなる"といわれ信じられているが，実はそうではなくて体の動きが悪くなると認知に障害が生じてくるのである．私たちはパワーリハビリテーション（自立回復のためのマシンを使ったトレーニング）によって，運動機能（歩行速度・耐久性・安定性）が改善すると例外なく認知症状が改善消失していくことを経験している．

　身体的活動力に直接影響するのは「運動」（散歩・ウォーキング・その他），そのエネルギー源となる「栄養」そしてここでも「水分」が登場する．1日に30分の散歩（ウォーキング），できればパワーリハビリテーションなどのマシントレーニングが全身運動としてすぐれている．栄養は少なくとも1日1,500 kcalはとりたい．それも「常食」がよい．常食は咀しゃく運動を必然とし，今後の実証研究が待たれるが，咀しゃくが認知症状軽減をもたらす実際例は少なくない．

● 興味や関心が湧く生活．家や施設の中だけの単調な生活は，周囲のものや出来事への認知の動機を失わせ，低下した認知力をますます低下させる可能性をもつ．少なくとも"閉じこもらない生活""変化や興味を引き出す生活"が必要で，筆者がよく勧めるのはスーパーなどへの「買物外出」である．近隣・地域の人との交流，老人クラブや趣味サークルへの参加など，社会関係がつくられる場は非常によい．「人」そのもの，さらにはその人と自分との関係と交流は興味や関心を引き出すだろう．できればそこに「役割」がつくられるとよい．筆者らは，あるタイプの認知症にケアとしての「役割」を用意し実行してもらい，大きな成果（認知症状の消失）をあげている．

　認知症に関する書物の中で，（特に昔の本では）役割をもってもらうことを勧めている．多くはその人が有用な存在であることを示す（本人にとっても周囲にとっても）手段として書かれているが，それだけではなくて，もっと根本的には役割をもつこと

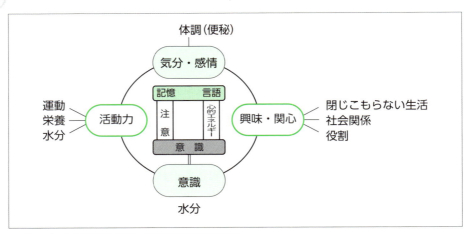

図8 認知力を低下または回復させる具体的要素

が状況への関心を強めて能動性を引き出し，結果的に認知力そのものを向上させるからである．

●「気分」と「感情」は認知と関連ある要素として認知心理学で見直されてきている．かつては研究者たちによって認知の"純粋性"を損なうものとして排除されていたようだが，人間が感情の動物である以上，気分も含めて認知心理学の対象とせざるをえなくなったようである．当然といえば当然といえる．その結果，認知に気分や感情が大いに影響していることもわかってきている．たとえば「記憶の研究」で，楽しいときに思い出す記憶は楽しい思い出に偏る（楽しいときには悲しい思い出は想起されない），などである[20]．

気分のよいときと悪いときには周囲の世界の見え方・感じ方がちがう．気分のよいときはまわりは明るく，なごやかで，平穏に見え，気分の悪いときやゆううつなときにはこれと逆に感じられる．

気分は一定の持続性をもち，身体的基盤をもつ．胃の調子が悪いため気分が晴れない，などである．身体的基盤は「体調」ということばで表現される．体調が悪いと気分がよくないということは日常経験されることである．体調とはそもそも何かは医学的に説明されていない．「体の調子」という一種の全身状態の良さとそれへの主観的印象を表現する一般語だが，よく用いられることばである．

日々実感される体調として「便通」がある．これは大腸の機能といってもよいだろう．私たちはその機能のよしあしで体調を実感する．心臓や呼吸が正常だからといって"体調がよい"とは感じないが，大腸にはそういう受けとめかたがある．

昔から介護職の世界では"便秘は認知症の大敵"といわれてきた．カゼなどで体調が悪くなると認知症が悪化する．同じように便通→体調→気分→認知力という機序に経験ある介護職は気付いていたということなのだろう．

以上をまとめると図8のようになる．ここに登場する具体策が本書の提唱する認知症のケア方法で，後にその驚くべき成果を示す．

第2章

認知症を治そう

① まず認知症状を6つのタイプに分類する

認知症といってもその症状はいろいろである．精神疾患は症状がとれるかどうかに「治癒」がかかっているから，その症状を分析し消失にむけてケアをしていかねばならない．

介護現場で認知症の人の言動を観察すると，症状は何の前触れもなくおこってくるものと，何らかの「きっかけ」のあるもの，この2種類に大別することができる．

たとえば，施設のデイルームで1日中そわそわしている．この症状には特にきっかけらしきものはない．

食事時間になったので職員が「食堂に行きましょう．」といったらその職員に乱暴した．これは職員の「声かけ」がきっかけとなっている．むろん，この乱暴行為は認知障害のためにおこっているのだから，治すにはまずなによりも"認知力を上げること"が必要なのだが，それと同時に「きっかけ」がなくなれば症状もおこらなくなる．つまり，認知力ときっかけという2正面作戦が必要だということになる．

（イ）いつもそわそわと落ち着きがない．—「場」の認知障害
（ロ）幻覚を訴える．—「場」の認知障害
（ハ）息子や配偶者に"お前は誰？"と尋ねる．—「人」の認知障害
（ニ）食事でごはんやおかずを出しても，ただもてあそぶだけで食べてくれない．—「物」の認知障害
（ホ）食事をすませたばかりなのに，"ごはんはまだ？"と尋ねる．—「時間」の認知障害

以上はきっかけがなく，いつでもおこりうる症状であるが，次からは「きっかけ」のあるタイプである．

（ヘ）デイサービスを利用するようになってその初日．どうしてもいやだといって施設の中に入ろうとしない．これは（デイサービスという）「新しい環境」がきっ

かけとなっている．症状は「拒否」である．

（ト）夕方から不穏になり一晩中騒いでいる．調べてみたら脱水症であった．水分補給をしたら2日ほどで治った．脱水がきっかけとなった．

（チ）ふだんはおとなしいのに，今日は朝から興奮している．様子をみていたら午後に大量の排便があって落ち着いた．ふだん便秘がちな人で，ときどき強い興奮状態となるがその後に大量の排便がある．便秘と排便がきっかけらしい．

（リ）体力がなくふだんはぼんやりと過ごしているが，気分転換にゲームや散歩をしつこくすすめると急に怒り出す．本人にとっての「無理強い」がきっかけとなって興奮症状が現れる．病気で体調がすぐれないとき，けがでどこかに痛みがあるときも「無理強い」すると興奮状態になる．

（ヌ）失禁している様子なのでおむつ交換しようと布団をめくっておむつに手を伸ばしたら"何をするの"といって粗暴になった．別な人は，車椅子から歩くために介助して立たせようとしたら怒りだした．介護職の世界では「介護抵抗」とよばれている．介護しようと手を出したことがきっかけとなっている．

（ル）一人になるとまわりにあるものを何でも口に入れる（異食）．別な人は施設で他人の部屋に入って下着などをもってくる．またある人は自宅の玄関においてある靴などを自分の部屋の押入れにしまう．外出すると路上に棄ててあるものももってくる(物集め)．用もないのに介護のスタッフにつきまとって離れない人，夜中にちょっとしたことでコールを押して夜勤者をよぶ（人集め）．共通してみられるきっかけは「孤独」である．筆者は，物集め，人集め，異食を一連の症状とみている．物や人への執着が強く，いつも自分のものにしようとし，その最終的なかたちが"食べる"ことで所有が完結する．

（ヲ）まわりで何があっても，どのようなはたらきかけをしても，ただボーっとして無為・無動の状態でいる．この人の心と体を動かせるきっかけがまったく存在しない．

（ワ）お人形をみると抱いて一生懸命あやす人．夜間消灯後に時計が正時(午後10時，11時…)を指すとベッドから起きだして廊下を左右点検し，"出発進行！"と号令をかける元国鉄（現 JR）の職員．これらの人はそれぞれ自分の過去の良かった時代（古き良き時代）に戻っている．人形や夜間に時刻が10時11時…を告げることが過去の世界に戻るきっかけとなっていた．

1）きっかけがない（認知障害のみ）タイプ

　上に述べた（イ）～（ホ）は，言ってみれば認知障害のみのタイプで，その中に，「場」「人」「物」「時間」それぞれに対する認知障害が含まれる．

いわゆる「中核症状」?

一般の認知症のテキストには中核症状なる言葉があって，"記憶障害や見当識障害"によって生じる，などの説明があるが，具体的にどのような「症状」を指すかということになるとあいまいになる．

認知症が認知障害によって生じるという本書で述べている考え方にもとづくのならば，これらの症状はたしかに「中核」の位置を与えてよいだろう．しかし記憶障害や見当識障害といっていながら，どこに中核としての条件があるのか．一般のテキストのいう中核症状とは，比較的初期からみられて記憶障害や見当識障害として説明できるものをいっているにすぎない．

筆者は，認知障害のみできっかけで生ずる症状のないものは，単に「**認知障害型**」とよんで中核症状とはよばない．

2) きっかけのあるタイプ

「きっかけ」というのは状況の"変わり目"のことである．Aという状況からBという状況への変わり目を「きっかけ」というが，しかしそれはBという状況であるにすぎない．特養などで，スタッフがおむつ交換をしようとして布団をめくった「状況」，あるいは介助して立たせようとして両脇に手を入れた「状況」に症状が生じた．Aという状況では症状がなかったがBという状況で症状が生じたわけである．

（ヘ）のように新しい環境に入ろうとすると症状が出てくるのを「**環境不適応型**」と命名した．共通の症状は「拒否」である．

（ト）（チ）（リ）は，脱水，便秘，低体力，病気，けがといずれも体調不良がきっかけなので「**身体不調型**」とした．共通症状は「興奮」である．

（ヌ）（ル）は一見したところきっかけが異なるし，症状も異なるが，しかし共通しているのは"現実とさかんに葛藤している"ことである．この点からこれを「**葛藤型**」と命名し，この1つに介護拒否とよばれる抑制的言動をきっかけとする症状があるとした．おむつ交換にせよ，車椅子から立たせようとする介護にせよ，それまでのベッドで寝ている状態，車椅子に乗っている状態を"中止するよう"との意味合いとして受けとられているからである．このことは（後に述べる），抑制的に受けとられない声かけのしかたで症状を生じなくなることで証明できる．

葛藤型のもう1つのものは「孤独」をきっかけとする「物集め」「人集め」「異食」である．これも孤独な状況への葛藤とみる．

（ヲ）は「**遊離型**」と命名した．わけのわからない，ただ混乱と不安しかもたらさな

い状況（現実）におかれるよりは，その現実との関係を自ら断って，心の平安を得ようというタイプである．終日ボンヤリして周囲への反応がない．困るのは食事で，口に入れても次々に咀しゃくしてのみこむことをせず，口の中は食べものでいっぱいということになりかねない．ボーっとしているのは，身体不調タイプの低体力でもみられるが，このタイプではふつう食事は（低栄養状態もある例がほとんどなので）よく食べて完食することで区別がつく．

（ワ）は「回帰型」と命名した．文字どおり過去の自分に戻っているからで，症状それ自体は人それぞれである．人形をあやす人は若くして初めて赤ん坊を授かった頃が人生でもっとも輝いていたのだろう．夜間の特養ホームの廊下を点検して"出発進行"とかける号令もかつて輝いていた国鉄時代の自分のものである．

筆者が認知症の世界に関心をもって探求しはじめた1980年代には，この回帰型の認知症の人が特養ホームにはかなりいたように思う．しかし最近はほとんど耳にすることがない．あるフランスの哲学者はこの回帰型の人について，"彼らは幸いである．なぜならば帰りたくなるほどの栄光の過去をもっているから．"と述べている．最近はこういう幸せな人が少なくなっているということか．

3）6つのタイプのまとめと意義

これまでに述べてきた認知症の各タイプをまとめると図のようになる（図9）．ここでこの分類の意義について強調しておきたい．それは次のような意義をもつ．

- ・6つのタイプ分類はあくまで認知症を治すためのものである．
- ・タイプ判定が正確であれば認知症を治すことができる（症状を消失させることができる）．

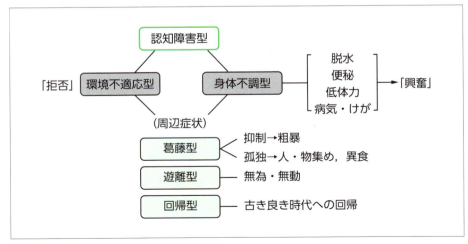

図9　認知症の6つのタイプ

それは次のような戦略にただちに結びつくからである．

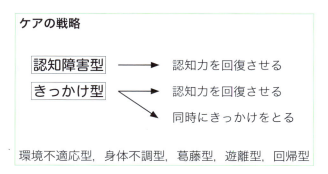

2 アセスメント―タイプ判定

アセスメントが理論どおりに正しく行われなければ，ケアも的はずれに終わって失敗する．医師が正しく診断できなければ治療が失敗するのと同じことだと思えばいい．

1）アセスメントの3つのポイント

第1のポイント：アセスメントの目的はあくまでその症状の「タイプ判定」にあること．
第2のポイント：対象はあくまでもその「症状」であること．
第3のポイント：1人で複数の症状をもつのがふつうだから，したがってタイプ判定も複数となる場合が多い．

以上がポイントであるが，対象が「症状」におかれていることに注意してほしい．ときにみられる間違いに，「水分量」や「栄養量」を見てタイプ判定をしてしまうことである．
たとえば水分摂取量が 1,300 ml と少なめの例で脱水→身体不調型ときめつけてしまうことである．そうではなくて，脱水による症状があるかどうかで判定し，その後に水分量をみる．逆を行ってはならない．それは 1 日水分量が 1,000 ml であっても脱水の症状を現さない例があるかと思えば，1,500 ml 飲んでいても脱水の症状が現れる例があるからである．この場合は水分量をもっと増やさなければならない．

2）「いつ」「どこで」「どのような状況で」

症状からタイプ判定をするときに，その症状の現れる条件（特徴といってもよい）

表1 各タイプの特徴

タイプ	症状	いつ	どこで	どのような状況で	
認知障害型	場, 人, 物 時間がわからない	いつでも	どこでも	状況にかかわりなく	
環境不適応型	拒否	新しい環境に面したとき	新しい環境の場で	状況にかかわりなく	
身体不調型 脱水	興奮　不穏	夕方頃から	どこでも	状況にかかわりなく	せん妄といわれることあり
身体不調型 便秘	興奮　不穏	一日中排便するまで	どこでも	状況にかかわりなく	排便すると落ち着く
身体不調型 低体力	興奮	いつでも	どこでも	活動を強制したとき	
身体不調型 病気・けが	興奮	いつでも	どこでも	活動を強制したとき	
葛藤型　抑制	介護抵抗	いつでも	どこでも	介助しようとしたとき	
葛藤型　孤独	物集め・人集め・異食	いつでも	どこでも	孤独になったとき	
遊離型	まったく無反応	いつでも	どこでも	状況にかかわりなく	食事も自分で食べない
回帰型	過去の行動	いつでも	どこでも	過去の生活と同じ状況に遭遇したとき	

を明らかにする．その症状が「いつ」「どこで」「どのような状況で」現れるかが正確なタイプ判定につながる．

3）各タイプの特徴

各タイプの特徴をまとめると**表1**のようになる．

各症状の解説

表1にはそのタイプの示す症状を載せたが，それらはいわば純粋型というべきもので，それをもとに「反応症状」というべきものが現れることがある．この反応症状は混乱と不安が誘発してくるものである．実践においてはつねにこのことを念頭に置いておく必要がある．

(1) 認知障害型
(イ)「場」の認知障害

もっとも多くみられるのが「場」の認知障害で，特徴は「そわそわして落ち着かない」「じっとしていない」．これは自分のいる場がわからないためにおこっている症状で，これに対する反応としては「わかるところに行こうとする」行動がおこる．「徘徊」はこうしておこる．わかる場を求めていく行動である．しかしもともとは認知障害でわからないので，"どこまで行ってもわかる場はない"から，どんどん歩き続けて遠い土地に行ってしまうことも多い．住所不明で保護されている認知症1万人はこう

した人たちである．施設内でも「わかるところを求めての徘徊」がある．デイルームの壁にあるドアをあちこち開けてのぞいてみたり，5分おきにトイレに行っては戻りをくり返していた人もいた．トイレは「わかる場」であったのである．

場の認知障害による症状は，"狭い場所—施設では自分の居室"ではおこりにくく，廊下やデイルームなどの広い場所でおこりやすい．居室は狭くしかも見慣れた空間なので認知しやすい．

反応としてみられるものに，"わかる場所に行くための「口実」を述べる"ことである．「家に帰る」が多く，さらに帰るための理由，夕食のしたく，孫の出迎え，などをいう．また"ここにいてはおかしくなる"などといったり，家に帰るので迎えにくるよう電話してくれ，といったりする．在宅認知症の人でも"家に帰る"という．これらを介護職は「帰宅願望」という．

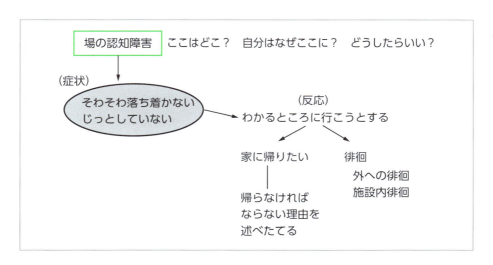

(ロ)「人」の認知障害

"あなたは誰？"と家族に言ったり，娘をお母さん，他人をお兄さんなどといわゆる「人ちがい」をしたりする．利用している施設の職員を職員と認識できないこともあって，態度や行動（ときに乱暴）が対職員のものでないことがある．

(ハ)「物」の認知障害

その「物」自体がわからない（認識できない）場合や，その物と自分との関係（他人のもの，皆のもの，自分のもの，と区別できない）などがある．

(2) 環境不適応型

デイサービスの利用初日などに入口で"こんなところはいやだ，すぐ帰る"と拒否する．1～2回くり返すと，やがてデイサービスに行かない理由を述べたてることがある．"病院に行く日だから留守にすると物騒"などと．入所施設では入所直後から数週間にわたって不適応期間が続く．1カ月に1度の通院で"待合室で騒ぎたてる"こともある．1カ月に1度くらいではそこはいつも新しい環境なのだろう．

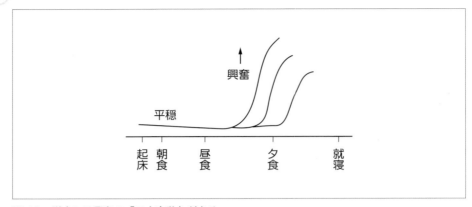

図10 脱水には興奮の「日内変動」がある．
午前中は平穏だが，時間とともに発散量が増え，摂取量追いつかずに水分欠乏→意識レベル低下→認知力低下となって興奮する．

　人への不適応が目立つ例がある．「交代した新しいヘルパー」などで，在宅生活という全体的な環境は変わっていなくても，特異的に人に対する不適応がある．"今度のヘルパーはものを盗むので油断できない"と拒否の発言をする．
　入浴に対する拒否，デイルームでのゲームへの拒否などもある．
　反応としてみられるのは，暴れる，抵抗する，前述のヘルパーに対するように"悪口をいう"などがみられる．

(3) 身体不調型
　このタイプの共通症状は「興奮」である．
(イ) 脱水
　脱水による興奮の特徴は，夕方から，あるいは夜間におこってくることである．午前中や午後の早い時間帯は比較的おとなしい（興奮はしていない）．午前中は平穏で夕方から（あるいは夜になると）興奮するという状態をくり返すことを，筆者は「日内変動」と表現し，脱水による認知症状の特徴とした．「日内変動」がおこるのは体内の水分バランスの変化による．午前中は比較的バランスがとれていて，時間とともに増える発散量に摂取量が追いつかず総水分量の1～2％の欠乏状態になると意識レベル（覚醒水準）が下がって認知に障害がくる（図10）．
　反応としては，興奮のあまり意味不明で脈絡のないことを口走り，体動も活発で，外に出かけようとする．制止すると暴れるなどエスカレートする．出かける理由を尋ねると"会社に行く""病院に行く"などという．こういう興奮状態を指して「夜間せん妄」とよばれることがある．
(ロ) 便秘
　昔からベテランの介護職は"認知症に便秘は大敵"といい伝えてきた．しばしばひどい興奮状態となって手がつけられないからだという．興奮状態は「排便の日」におこり，しばらく興奮が続いたあとで大量の排便をみるとおさまる．筆者はこれを自律

神経系の過剰な興奮によるものと考えている．排便は腸のぜん動や排便反射などに参加する自律神経・体性神経の複雑なはたらきで行われるが，便秘後の排便はそのはたらきが強くなると思われる．自律神経系の興奮は，私たちでも"いらいらする"というように精神的な安定感を障害し，それが状況認知をおかす，このように筆者は考えている．だから排便を終え自律神経系のはたらきがもとの平穏状態に戻れば，興奮も落ち着く．便秘とは逆に，下剤などを用いた結果，1日に何度も水様便が出る，という状態のときにも興奮する例がある．腸の活動が収まらず自律神経も過敏になった結果興奮するのだろうと考えている．

（ハ）低体力

　認知症の人の身体的活動力は低く，しかも先に「栄養と認知症」（148ページ）で紹介したように，低栄養状態となることが多い．これは認知症になったから体の動きが悪くなったのではなく，体の動きが悪くなることが認知力の低下をおこしたのであり，栄養についても同様のことがいえる．

　低活動と低栄養は低体力をまねき，そこに状況をうまく認知できないことも加わって，認知症の人はボンヤリとしていることが多い．本人にしてみるとその状態が楽なのだと思う．その様子を見て，気分転換をはかり楽しいことを，と周りがゲームや散歩に誘う．本人は体力も弱くじっとしていたいのに強引に誘われる．いやがる人に何かを無理強いするのと同じで，急に怒り出す．

　病気やけがで気分が良くなかったり，痛みがあるときも同じである．

（4）葛藤型

（イ）抑制による症状（介護抵抗）

　認知症の人はおしなべて抑制されると粗暴になる．この場合の抑制は，Aという状態からBという状態に（他人によって）移されることをいっている．Aという状態でいたいのにそれを中断（抑制）されるといってもいい．このままじっと寝ていたいのにおむつ交換するから起きなさいといわれる．このまま（車椅子に）座っていたいのに食堂に行こうと立って歩かされる．

　認知症の人は認知力が低下しているために新しい状況への転換を嫌う．またわけのわからない状況で混乱させられることを知っているからである．介護抵抗は新しい状況に移されることへの拒否とみていい．

　症状は介護への抵抗で粗暴となることが多い．

　　廊下などですれちがいざま誰にでもつかみかかるなどの乱暴をはたらく女性の認知症の人がいた．座っているときも近づくと乱暴する．そのうちスタッフの一人が，正面から接近すると乱暴をはたらくが横からであれば何もしないことを発見し，介護はすべて横から行うようになって平穏になった．他のいくつかの徴候も加味すると，この人は正面から接近されるのが自分の行動の制止・抑制と受けとっていたらしいとの結論になった．

危険な行動を制止することはよくあることで，介護となれば日常に頻繁に行われるからこちらは深く考えないまま行っているが，認知症の人にとってはそこに私たちが想像もできないような事態があることを知る必要がある．"認知症を理解する"とはその人の立場や心理やおかれた状況で何がおこるかを知ることなのである．

（ロ）孤独による物集め・人集め・異食

物集め，人集め，異食は一連の症状で，いずれも"自分のものにしておきたい"という気持ちの現れである．

> 認知症の問題に関わり出して間もなく，彼らの症状は人生と深く関わりをもっているという新福先生の意見に接し，異食の人たちは人生上に何らかの特徴があるかを調べてみた．異食は認知症の症状のなかでもとりわけ異様なものだからである．何人かの異食の人の人生歴は"2つの系統"に分かれるとの印象を得た．1つは裕福な家に生まれ，大事にされ何不自由のない子供時代を過ごしたものの，ごく若いときに父親が亡くなり家が倒産し，その後の結婚生活も夫の死別，子の家出などで貧しい生活になっていったというような，生まれたときがもっともよい生活で，あとは一直線の右肩下がりで最後は貧しい独居老人，という人生歴であった．もう1つは母性本能の強い，誰の子でも可愛がり食事を与え，つねにまわりには人が絶えない生活を送るものの老齢期に入ってからは，次第に人がいなくなって孤独になっていったという人生歴である．この2つの系統に共通しているのは"これ以上失いたくない"という思いだろうと推測した．一人の状況に置かれ，孤独となったときにその思いが強まり，物を集め，人に集まってもらうべくコールを押し，あるいは傍らに行き，手にしたものを確実にわがものとするために食べてしまう．

（5）遊離型

認知障害のために次々に変化する状況は，つねにわけのわからないもの，自分を混乱させ，不安しか与えないもの，不気味であるとともに自分を見失わせるもの，こういう現実で，くる日もくる日も変わらないとすれば，そのような現実から逃避したいと思うのは不思議ではない．はじめは現実を"見ないふり""聞かないふり"して無理やり遠ざかろうとしていたのだろうが，やがて気がつけば，現実からすっかり身も心も離してしまっている自分になっていた．まさに現実からの遊離で，まわり（状況）には何の関心も抱かず，影響されず，喜怒哀楽も抱かない．

時間が過ぎれば空腹になるだろうが食事をみずから食べることはしない．介助しても次々に咀しゃくしのみこむことをせず，口の中は食物でいっぱいになってしまう．

症状は終日ぼんやりとしていて，周囲に無反応で動くこともない．

低体力の認知症の人も同様にぼんやりしているが，状況（現実）からの遊離はないことと多くは低栄養のため，食事は自ら完食することが多い．これが遊離型ぼんやりと低体力ぼんやりの見分けかたである．

（6）回帰型

遊離型が，不気味で混乱と不安しかよばない現実からの逃避とすれば，回帰型は単なる逃避にとどまらず，居心地のよい輝きと懐かしさのあるかつての世界（パラダイス）に舞い戻ることである．

戻るにはほんのちょっとしたきっかけがあればいい．特養ホームの消灯後の，10時，11時…という正時の時刻は列車の安全運航を点検する時刻であった．会う人ごとに名前，年齢，住所，電話番号を尋ねるのは，優秀な保険の外交員にとって勧誘の第一歩である．

回帰型の症状は，その人の過去の生活の中の行動であるためさまざまだが，生活歴（特に職業歴）をみれば比較的簡単に見抜くことができる．

③ タイプ別のケア

ケアはそれぞれのタイプごとに，「共通ケア」と「個別ケア」がある．共通ケアの目指すものは認知力の改善（向上）である．これがすべての基本となることはいうまでもない．

1）認知障害型のケア—ひたすら認知力向上ケア

このタイプはきっかけのないもので，共通ケアたる認知力向上につとめる．
「水分」「運動」「栄養」「便通」の4つを改善する．水分と運動がある程度達成されると便通もよくなる．

最初のケア目標
まずは次の目標をクリアする．

水分	1,500 ml/日
運動	1日30分以上または2km以上の散歩 のんびりブラブラ歩くよりもやや速足のウォーキングがよい． 転倒しないように腕を組むのはさしつかえない．
栄養	1,500 kcal/日以上の食事．
便通	3日以内に1回の自然排便が理想的．下剤は使わない． 便通は大腸機能の反映で，真の狙いは大腸機能の健全化にあるので，その機能を損なう下剤は使わないようにする．

症状のとれ方が不十分な場合

症状のとれ方が不十分ということは"認知力の回復が不十分"ということなので，ケアの方向は"さらに認知力を向上させる"ことにつきる．

水分	1,800 ml に，さらに 2,000 ml へと増量していく．
運動	散歩の時間や距離を延ばしていく．

●施設生活者の場合は，単なる散歩にとどめるのではなく，スーパーやコンビニへの外出，地域の催し物，花見など，その人の関心を誘うような"刺激のある外出"をケアの中に取りこむ．これは認知という活動は能動的なもので，変化のない単調な施設生活は"能動的な認知"の姿勢を乏しくさせるからである．

●「徘徊」を行っていた例では症状（徘徊）が一時的にひどくなる例がある．これは，水分・運動・栄養の改善を通じて「体の活動性」が向上して動きが活発になったものの，認知力の向上がまだ不十分なためである．

2）環境不適応型のケア

新しい環境に直面するという"きっかけ"が「拒否」という症状を引き出してくるのだから，そのきっかけをなくす，つまりそこが（たとえばデイサービス施設）新しい環境ではないようにすればよい．新しい環境でない，ということは"なじみの環境""慣れ親しんだ環境"ということなので「なじみ」をつくることである．

環境は「人」と「物」からつくられるので「人へのなじみ」「物（ハード）へのなじみ」の2種類があるが，人を通してなじみになるのが手っ取り早い．このために，環境不適応がみられるとなったら，その利用者専任の「担当者」を決める．担当者はその利用者と頻回に，毎日，1日に何度も会う．1日も早く「なじみの関係」になるためである．

忘れてはならないのは，環境不適応型も（他のすべての「きっかけ型」も）認知障害が根本原因であるので，基本ケアはしっかり実施した上で「きっかけへのケア」を行うことである．したがってケアの全体像は次のようになる．

認知力向上ケア

水分，運動，栄養，便通という4つの基本ケアをしっかり実行する．ほとんどの環境不適応型はこの基本ケアで症状がとれて（または大幅に軽減して）しまう．このタイプは明らかにデイサービスやその他の施設，病院などの「場」の認知障害をおこしているので，その場がどういう場で，自分とはどういう関係になるのか，どう振舞えばいいのか，がわかれば拒否はしなくなる．

きっかけをとるケア

図式化すると次のようになる．

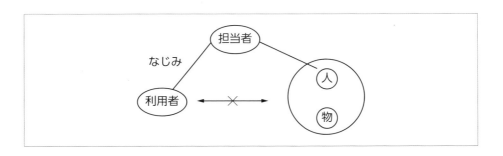

担当者の目標は"1日も早いなじみの関係"だから，デイサービスなどでは「送迎バス」に乗って迎えに行く．2～3回迎えに行くと相手（利用者）は顔を覚えて"今日もあんたが来たか"などという（こういうところが認知症は記憶障害ではない，ということを示している）．担当者の顔を覚えてきたということは，その担当者のいる環境全体に"なじみ感"が生まれてきたということである．

通所施設の場合

バスで施設に到着したら一緒に入口のドアを通って中に入る．はじめのうちは血圧測定，お茶のみ，食事，ゲーム，などできるだけ傍に付き添って声を掛けていく．ほぼ施設での生活に慣れたと思ったら担当を解除する．

入所例の場合

環境不適応をおこしているなと思われたら，同じように担当者を決めてなじみの関係をつくるようにする．担当者は出勤してタイムカードを押すと，まずその利用者のもとに行き，"おはようございます""よく眠れましたか？"などの声掛けをさかんに行う．他の業務で離れても時間があればいつも傍に行く．食事も傍についておき，ゲームも隣りに座る．筆者の経験した激しい環境不適応の男性では，担当者ははじめの数日は1日合計8時間もその利用者と過ごしたという．しかし3週間ほどでおだやかになった．

居室で新しいヘルパーへの不適応

非常にめずらしいが稀にある．筆者の知っている例は，それまでに訪問していたヘルパーが交代したあとに，その新規のヘルパーを"あの人は手癖が悪い"などといいはじめた．明らかに拒否的な発言である．新しいヘルパーはたしかに（その利用者にとって）新しい環境といえる．こういう場合でも「いち早くなじみの関係」をつくるというやり方には変わりはない．ベテランのホームヘルパーでは，自分用に家で作ったおかずの一品を持っていったり，訪問時間外に電話をして様子を尋ねたりして，拒

否の心をやわらげるようにしていく．筆者が保健師と活動していた頃に，訪問を拒否し続ける独居の女性に，雨戸の外に料理の一品を置いて声をかけておく，というやり方を2カ月も続けたら訪問可能になった，という例がある．独居生活はドロボーや押売りなど油断ができないため，援助者に対してもつねに緊張している，という彼らの心理を理解せねばならない．

うちの施設には向いていないので利用お断り

　環境不適応の認知症例がしばしば施設の利用を（施設側から）"断られる"ことがある．施設の入口で嫌がって中に入ろうとしない利用者，中には入れたがデイルームで過ごしているあいだに"帰りたい，帰して"などという利用者．これらは認知症の「症状」で明らかに「場の認知障害」であって，本人がこの施設や職員を"嫌っているのではない"のだが，認知症に対する正しい知識がなければ"この施設や自分たちを嫌がっている利用者"と誤った受けとめ方をしてしまう．
　利用を断られて家で過ごすほかなくなり，介護負担とストレスの増大に苦しむ認知症家族は多く，家に閉じこめられた認知症本人の状態も急速に悪化する．

3）身体不調型のケア

　このタイプは症状の特徴さえ知ってしまえば比較的わかりやすい．ケアは次のようになる．

認知力向上ケア

水分・運動・栄養・便通

●**脱水・水分欠乏のケア**　（症状）夕方や夜間になってからの興奮

基本ケアでほとんどの例は症状がとれるが，とれない場合は"完全消失まで"水分を増やす．

●**便秘のケア**　（症状）週またはそれ以上の間隔で排便日の興奮

排便間隔が短縮し，排便日の興奮が収まるまで便通を改善．便秘解消のケアは前編（59ページ）を参照．下剤を使いたくなるが，下剤は大腸を刺激するので有効な方法ではない（逆効果となることあり）．

●**低体力のケア**　（症状）活動を強制すると突然怒りだす．

低栄養と低活動となっている例がほとんどなので，食生活と運動を心がける．基本ケアを重視して進めていく．

●**病気・けがのケア**　（症状）上記の低体力と同じ

これは病気・けがの治療が大切であることはいうまでもない．

4）葛藤型のケア

これには周囲から抑制的な扱いを受けると粗暴になるタイプ（抑制型）—しばしば「介護抵抗」として現れる—と，孤独になると物を集めてきたり異食をしたり（孤独型）と2つのタイプがある．

（1）抑制型

認知力向上ケアで介護抵抗がなくなっておだやかになる例が多い．

きっかけをとるケア

きっかけは，介護者の介護が「抑制」と受けとられることにあるから，そのように受けとられないようにする．介護は何らかの行為を行うことだが，その行為が介護者の主導権で行われてしまうと，利用者はそれに従って受動的に動かされてしまうとの受けとられかたになってしまう．利用者がその「行為」の主体者（決定者）であるかのような声掛けを行う．たとえば次のようにである．

> ●おむつを取り換えますね，といって布団をめくったら"何をする"といって乱暴してきた．⇒"おむつが汚れていますが取り換えますかどうしますか？"と尋ねたら"取り換えてちょうだい"といって反抗することなく職員の作業に従った．
>
> ●車椅子に座っている利用者に，あちら（食堂）に移るので立って歩きましょうと脇の下に手を入れて立たせようとしたら"何をする"と暴れた．⇒"食事で向こうに行きますが，歩くのをお手伝いしましょうか"と尋ねたら"そうしてちょうだい"と言って何事もなかった．
>
> これらはいずれも相手（利用者）に行為の選択を委ねているのである．自分で決定したことに抵抗することはない．

（2）孤独型

このタイプも認知力向上ケアで（たとえば異食なども）2/3ほどの例は消失する．残りの少数の人たちは，おそらく長期間の物集めや異食などの反復が固定化したものと思われる．

きっかけをとるケア

"一人になると異食している""目を離すと異食をする"など，物集め・人集め・異食の症状が「孤独」をきっかけとしていることは明らかである．孤独に耐えられず"集める""自分の体内に入れる"という反応に行ってしまうのであろう．おそらく毎日が孤独感に満ちた生活になっているにちがいなく，そうであるとするならば，ケアは，"孤独感の感じられない生活"をつくり上げるのがよいだろう．

- 「孤独」「孤独感」の解消に「仲間づくり」と発想し試みたが施設ではすべて失敗に終わった．他の利用者が，異食する異様さや物集めで他人のものを"盗む"ことを嫌って仲間になってくれないからである．施設以外の人間関係の場ではどうだろうか．
- 著しい効果を発揮したのは「ショッピング」であった．デパート，スーパーマーケット，コンビニ，一般の商店街，どこでもよい．難しい仲間づくりより安直で効果がすぐ現れる．「ショッピング」といっても実際に品物を買う必要はない．ただ眺めながらブラブラと歩くだけでよほど気が向いたら買うこともある，という程度に考えておく．

  頑固な異食が，週2回，1回あたり1〜2時間のショッピングケアでみるみる異食回数が減ってくるという成果をみる．物集めも人集めも同様である．ショッピングケア中の本人の様子は，キョロキョロと興味深げに商品を見ていく．私たちはそのときの利用者の意識が完全に「外」（商品や店員や店全体の様子）に向いていると感じる．

　孤独は人の意識を内向きにする．いやむしろ人は意識が自分の内に向かうときに孤独を感じ，孤独感を感じる，といい換えてもよい．ショッピングなどのように，意識を外に向ける機会はしたがって孤独感を感じない時間をつくる．それをくり返しくり返し体験していくと生活全体から孤独感が遠のいていくようである．こうして物集めや異食がいったん治ってしまった人は，ショッピングに行かなくてもすむようになる．

　"意識を外に向かわせる"ということでいえば，興味のもてるもの注意がひきつけられるものを体験するのはよい効果を発揮する．保育園の金網の外から園児たちの遊んでいる姿をながめる．花の時期に公園で花見をする，などもすすめられる．

5）遊離型のケア

　このタイプは，周囲を取り巻く現実から意図的に離れ，関係をもとうとしないために，先に述べたように，食事も自分から食べようとせず，それどころか介助して口元にもっていっても積極的に食べようとしない．このため，認知症ケアには必須の「認知力向上ケア」つまり，水分をとり，食事を食べ，運動をするなどの基本ケアを実施することが極めてむずかしい．とはいえこれは基本だし，認知力が向上すれば認知症は改善または治るのだから，努力して実行する．

きっかけをとるケア

　遊離型のきっかけは，人が誰しもやっているように，あるいは当の本人も少し前にはできていたように，自分の置かれている状況，目の前の人や物などが何の疑いもなくはっきりとわかっていたのが，あるときからそれらは何なのか，何のことかわからず，自分がなぜそれらに取り巻かれているのかわからず，したがってどうしていいか

もわからず途方にくれるばかりになった．それはまたくり返し自分を混乱に陥れ，不安をよびおこすもので，そんなにつらい世界ならいっそのこと自分の身と心を遠くに離して，現実とは無関係にしてしまったほうが気が楽，となったのだろうと考えられる．もしそうなら，遊離型のきっかけは，わからない現実，混乱と不安のもとでしかない不気味な現実そのものということになる．

こうした心理状況を，本人は全面的によしとしているのではなく，人として生きている以上は"いま""ここ"という現実にいるべきとは感じてもいる．

現実から遊離している人を現実に結びつけるものは「役割」である．

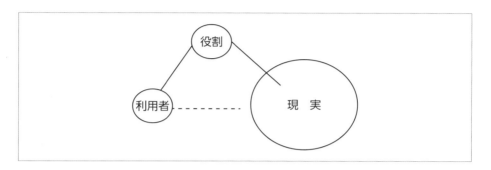

役割は何らかの作業をともない，その作業の行われる場は現実世界である．だからいくら遊離して現実から我が身を離しても，いったん役割作業に手を出すとそれはすでに現実の中で行動し，遊離した状態ではない，ということになってしまう．

遊離型のケアは，その人がこれまでによくなじんだ役割（作業），失敗するおそれがなく傷つくおそれのないものを用意する．

- 女性の場合に筆者がすすめるのは家事の中の「食器洗い」である．ボーっとして何もしない利用者に，汚れた2～3枚のお皿，洗剤のついたスポンジを用意して流しの前に連れていくと，思わずお皿に手を出しおぼつかない手つきで洗いはじめる．このとき本人は遊離した状態にあろうとしても，食器，スポンジ，水のたれる水道の蛇口はまぎれもない現実で，その瞬間は遊離から現実に戻っていることになる．それを1日に何度も，毎日くり返していくうちに，最終的にはすっかり現実に戻ってもはや遊離する姿はなくなる．そうなったときのその人の様子はすっかり"正常"に戻って，これが1日中ボンヤリとし，食事もスムースに食べなかったあの人かと目をみはるほどである．
- 男性の場合は，その人が長年従事していた「職業」上の仕事がよいようである．筆者が経験したのは，遊離型の男性で，元農家の人だった．この方には入所していた老健施設の空き地に畑をつくってもらい，野菜を育ててもらったところ，ミニトマトやナス，菜っ葉などの収穫期にはすっかり元気で何の異常もない"普通の農家の男性"に戻っていた．

6) 回帰型のケア

　回帰型は遊離型のように現実から離れていくだけでなく，かつて自分を輝かせたあの懐かしい時代に戻ってしまうタイプである．ただしこのタイプの認知症はいまではごく稀にしかいない．筆者の経験はほぼすべて特養ホームでのものだが，30〜40年前は特養ホームでこの回帰型が多くはないにしても，いつも1人や2人はいたのである．回帰型も他のタイプと同じように「認知力向上ケア」を行うことは変わらない．回帰型はいつも過去の懐かしい時代に戻っているわけではなく，"戻るきっかけ"があって，そのきっかけをまるでタイムトンネルの入口のようにして，スルリと別の世界（古きよき世界）に戻ってしまう．きっかけのないときはふつうの高齢者とあまり変わらない．少なくとも異常行動とよべるものはない．したがって認知力向上ケアの水分や運動，食事などをすすめるのはむずかしくはない．このあたりが無反応の遊離型とちがうところといえる．

きっかけをとるケア

　きっかけだけについていえば，遊離型と回帰型は同じに見える．両者とも現実の不気味さ，わかりにくさ，混乱と不安しかもたらさないおそろしさ，どうしていいのかわからないつかみどころのなさ，などが同じように現実からその人が離れていくきっかけとなる．ただちがうのはその後の"行き先"である．遊離型はただ現実から身を離すのに比べて，回帰型は「古巣」に戻ってしまう．

　遊離型の場合は，なじみのあるやさしい作業を役割に見立て，自然にそれに手を出すことによって混乱も不安もなしに現実に戻るのを待った．

　回帰型は介護者が，過去への「旅の同行者」となることである．わかりやすくいえば，こちらが昔の時代の登場人物として一芝居することである．こうすることによって，彼らにはおそろしい現実にも自分を理解し旅に付き合ってくれる人がいることになり，それならば再び現実で暮らすのもあながち悪いことばかりではないと思うらしいのである．

　特養ホームの消灯後，時間が1時間進むごとに（つまり10時，11時となると）ベッドから起き出してきて，廊下を左右確認（目視）して「出発進行！」と号令する元国鉄職員は，その声を聞くや駆けつける夜勤職員の敬礼と"スズキさん！本日の勤務は終了いたしました！"との報告を聞き，"オーゴクロー"と返礼してベッドに戻る．1時間後（11時），ときに2時間後（12時）に同じ応答がくり返されるが，この夜勤者の役割を決めて10日ほど忠実に実行したら，スズキさんは消灯後に廊下を点検し号令をかけることはなくなった．

夜の12時になると枕元の新聞紙や雑誌をまとめて風呂敷に包んで“徘徊”し行方不明になって大騒ぎになる男性がいた．施設長がいろいろと訊ねると，12時は“講義に出かける時刻”という．この方は元大学教授で，12時に資料をもって助手の部屋に行きそこで昼食をとって教室に向かったらしい．

その先生に施設長が“先生昨夜の御講義はいかがでしたか”と尋ねると“キミ何をいうかね．ボクはもう老人ホームにいるんだよ”といった．しかしそのときから深夜の徘徊はなくなった（このエピソードは認知症に造詣の深い田中多聞先生にお聴きした）．

お盆と年の暮れ頃になると施設の厨房に忍びこんで米を盗む女性がいた．理由をたずねると，どうやら“借金を返さなければならない”という．この方は明治時代に青森の村に生まれ育ち，長じて首都圏で結婚し家庭をもっていたが，最後は独居となって特養ホームに入所した人である．“米で借金を返す”習慣は昭和35年以降の高度経済成長時代にはほとんど見られなくなったが，それ以前は，半年のツケをまとめて払い，農作物のうち換金性が高く価値の安定している米をもって支払うというのは農村でよく行われていた．この方は懐かしく良き時代を過ごした青森の村のくらしに戻ったのだろうということになった．それにしても毎年忠実にお盆と暮れの頃にお米を欲しがり，それ以外の時期は無関心であるという．

事情がわかった施設長が，厨房からお米を1升ほど袋に入れてもって来てもらい，それを本人にいったん渡したが，“これは重いのでワシが代わって返してやる”といい，借金のある店を聞き，翌日再びその方をよび，“○○屋，××屋，△△屋にお前さんの借金を返しておいた．店のおやじさんたちは，これからもごひいきに頼みますといっておったよ”と伝えたところその方は二度と厨房に忍びこまなくなった．

会う人ごとに“あなたお名前は？　お年は？　おところ（住所）は？”としつこく尋ねてくる女性は元簡保の外交員でかなりの成績優秀者であったらしい．この頃には回帰型に対するケアのわかっていた筆者らは，この方が契約をとりたがっていると知って，契約書をつくって職員の多くが「契約」した．これで症状は収まると思ったら逆で，かえってひどくなった．

2～3カ月後にわかったことだが，この仕事をやっている人は，今月の成績より次の月はもっと成績を上げようとするから，契約すればするほどエスカレートすることになる．これが治らない原因だった．

しばらく解決策がないまま経過したが，ある日，この行為は「外勤」だから行っていることに気付き，ならば「内勤」にしてみようということになった．特養ホームの事務室にこの方の机を用意し，出納簿とコピーした紙幣，実物のコインを渡し，簡易保険の金銭の出入りの帳簿係をしてもらった．本人は嬉しそうに9時から17時まで勤めていたが，1週間ほどすると事務室に寄りつかなくなり，会う人に名前などを聞くこともまったくなくなった．手のかからないおとなしいお婆ちゃんがいるだけとなった．

施設の玄関先にそれこそ 1 日中でも座って外を見ている女性がいた．理由を尋ねると"バスを待っているの"という．この方は 18 歳で東京に出て看護婦（当時）になり一流病院に勤務し，その忙しい勤務の合間に実家に帰るのがほとんど唯一の楽しみであったらしい．施設の玄関は，実家の最寄りの鉄道の駅の改札口を出たところ，目の前の広場にはバス停がある，という懐かしい風景らしい．この方にはデイサービスの送迎バスを迂回させて玄関に付け，乗ってもらったら送迎ルートを一巡して施設に戻ることを繰り返したらやがて玄関先で長時間バスを待つこともなくなった．

何人かの回帰型の人びとをここに書いたが，これを読めば回帰型へのケアがわかるであろう．相手の旅路にこちらが付き合うことで，再び現実へ戻ってきてくれるのである．

第3章

ケアの四原則

　本書は，認知症について，精神疾患の治癒の定義にもとづいて，その症状をとることつまり消失させることを目的に論述してきた.

　認知症のもとの呼称である「痴呆」は，よく知られているように"後天的な知能の衰え（低下）"と定義されている. すると，症状（しばしば異常行動）を取り去って認知症を治すということは，いったん衰えた知能を回復（向上）させることなのかという問題につき当たる. 筆者はことさら言葉の遊びをするつもりはないのだが，ここで登場してきた「知能」なるものを考えていくと，認知症のケアに新しい視点が生まれるように思う.

　知能は古くからさまざまな定義がなされてきたが，いまではウエクスラーの考えである「環境との適応をはかる力」とするのが一般に受けいれられている.

　認知症の人びとの示す症状（さまざまな言動）は，たしかにそのときの状況に適合しないが故に「異常」行動とよばれていて，それがある種のケアによってその状況に適合したものになれば誰が見ても「治った」と認められる.

　　夜9時の消灯後に1時間ごとにベッドを抜け出し，廊下に顔を出して「出発進行」と号令する認知症の人は，たしかに就眠時間帯という状況に適合していないといえるし，その症状が消失しておとなしくベッドで休むようになれば，適合したといってよい.

　「環境への適合・適応」という問題は，認知症のケアについて私たちに新たな課題を運んでくる.

　それは，"適応とはつねに本人と環境の双方の問題"だからである. 認知症の場合には，本人側の問題として「認知障害」があった. それでは環境側にはどのような問題があるのだろうか.

　「パーソンセンタードケア」を提唱した英国のトム・キットウッドは，認知症は社会心理的病いと性格づけしている立場からも，特に環境因子を重視している[1]. 認知症はしばしばその奇矯な行動のために，無視や放置など虐待といえるような扱いを受けかねない. このような劣悪な扱いの生じる環境で生じる心理を「悪性の社会心理」と表現している. ケアを行う人が，自らがつくり出す環境をチェックするためにつくられたのが「ケアマッピング」である.

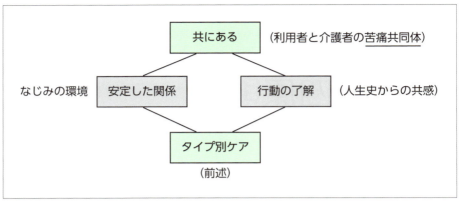

図11　ケアの四原則―ケアする者の姿勢・態度

　私たちが従来からいわれてきた次の2つのことばも，ケアする者のあるべき姿として環境側へ向けられたものである．

・あるがままに受け入れよ．
・説得するよりも納得してもらえ．

　本章では，認知症のケアにあたる私たちのあるべき態度といったものを述べてみたい．
　結論的にいえば，認知症のケアには守るべき原則が4つある（図11）．このうちの「タイプ別ケア」とはすでに述べてきた，認知障害型，環境不適応型，身体不調型…などの型（タイプ）に応じたケアのことをいう．
　タイプ別ケアを除く「共にある」（第一の原則）「行動の了解」（第二の原則）「安定した関係」（第三の原則）は，いずれもケアする者の態度や姿勢といったものである．本来はタイプ別ケアを論ずる前に第一～第三の原則について語るべきだったかもしれない．

1 第一の原則「共にあること」

　環境をつくり上げる「物」と「人」のうち，この原則は人としてのあるべき姿を示している．たとえば周囲の人びとが冷ややかであったり，よそよそしかったり，あるいは敵対的であったりすれば，そういう環境は"なじみにくい"と感じられ，適応のしにくさとなるだろう．
　ヴィンスワンガーは，精神障害の治療は，患者と治療者の「共同体」のなかで行われると述べる[21]．しかし（注目すべきは）同時に，治療者は専門知識をもつために「共同人間」であることを妨げられがちであるという．

このことを木村は別の角度から次のように述べている[22].

    "治療者は一般社会の常識の代弁者であってはならない."
    "「常識」を超えたところで,相手の「苦痛の伴侶」となる必要がある.苦痛共同体の一員たれ."

苦痛共同体

読者であるあなたは,認知症の人の,たとえばティッシュペーパーをむしゃむしゃ食べている姿(異食)や,夜中に廊下に顔を出して"出発進行!"と号令をかけている姿に,彼らの「苦痛を感じとる」ことができるだろうか?

苦痛共同体となるためには,まず相手(認知症の人)の行動が苦痛に満ちたものであることを感じとることが不可欠である.

その次に,"さぞ苦痛でつらいだろう,お気の毒に"と受けとめてはじめて苦痛を分かちあう共同体ができ上がる.

認知症の人の,というより精神を病むすべての人の,たとえば"電波が聞こえる"などの統合失調症の幻聴とそれに続く奇妙ともいえる行動に,「苦痛」を感ずるというのはどういうことなのか.

問題はどうやら,こうした言動に苦痛を感じとれるこちらの知識と感性にあるらしいことがわかる.

「知識」というと奇妙にきこえるかもしれないが,木村は次のように述べている[22].

    精神を病んでいないいわゆる健常人は,その行動においてほとんど"無限の選択肢"をもっていて,その中からそのときの状況や好みや気分に応じて"1つを選んで"遂行している.
    たとえばいま私の前に1本のペットボトルがある.これは出勤の途中で買ったもので,いまは1/5ほど飲んだ状態で机の上におかれている.
    私はこれを買ったあとすぐさま一気に全量を飲むこともできた.
    まったく飲まずに買った状態のままとすることもできた.
    1/5を飲むのではなく,1/4ほど飲んでもよかったし,1/3,1/2,3/5,3/4…と飲んでもよかった.
    つまり私には無限の選択肢があって,その中から"1/5ほどを飲む"ということが行われた.
    これが健常人の行動で,大きな自由度をもっていることがわかる.
    しかし精神を病む人には,このような選択肢はなく,ただ1つの選択肢しかないのである.

たとえば精神を病んでいるある人は,ペットボトルを買ったら,それをその場で一気に飲む.この人には少しずつ飲むという選択肢はない.異食という症状をもつ人は,目の前のティッシュペーパーを"食べない"という選択肢はないのである.食べない,という行動(選択肢)に戻すのは,ただ1つ,正常な認知状態(ティッシュをこれは

食べるものではないと認知すること）に戻すしかない．

　選択肢が1つしかないということは，ある状況にいたったときには，いつも決まった行動をとるということで，注目すべきはその行動を「とらない（遂行しない）選択肢」もないということを示している．選択肢の中のもっとも根本的な，遂行するかしないかも選択できないということは，本人の意思は入りこむ余地がないことであり，ある状況に面するといつも決まった行動に否応なく駆りたてられるのである．いつも"望まない行動に駆り立てられる"といってよい．

　しかし問題はこれだけでは終わらない．

　異常行動は，その状況が訪れるたびに，毎日毎日，1日に何度も決まった行動に駆り立てられる．それが続けば，いってみれば行動は自動化されて本人は何も感じなくなるにちがいない．孤独になると何の考えもなしに目の前のものを次々に食べ続ける…．それは喜びもないかわりに苦痛もないにちがいない…と思われるかもしれない．

　ところが，と木村は続ける．

　その行動をとるたびに，木村が「前知的知」とよぶ心の中の"もう一人の自分"が，"そんなことをしてはいけない""それは非常識なこと"と責めたてるのだという．

　これに似た体験は私たちの世界にも見受けられる．やってはいけないと（心の奥で）思いながら，ついやってしまう，という体験である．

・タバコをやめよう，吸ってはいけないと思いながらつい手を出してしまう．
・こんなことをしてはいけないと思いながらつい万引きしてしまう．

　"タバコをやめよう""ものを盗んではいけない"は，ほかでもない自分自身の声であり，非難している相手もまた自分である．この内なる自分の非難の前に人は胸の痛みをおぼえる．彼らはその行動をとりながら，そのつど自分自身に責めたてられ，だからといってその行動を自分の意思でやめられず，状況という第三者が無情にも駆り立ててくるのである．大きな苦痛といわねばなるまい．それを理解せよというのがヴィンスワンガーや木村のいわんとするところである．そして，それほど大きな苦痛を体験している人に対して，さぞつらかろう，かわいそうに，と思うことが苦痛共同体の一員になることであり，そのように寄り添うことが「共にある」ことなのだという．すべては認知症を含む精神を病んでいる人の行動の成り立ち，それに立ち会っている知性のありようを知っているかどうかである．

ふれあいサロンでの出来事

　地域には社会福祉協議会などのよびかけで"いきいきふれあいサロン"がつくられている．

　公民館から自宅開放型まで，週に1回から月に1回くらいまでと形はさまざま

だが，運営の主体はその地域の住民であり利用者もまた住民である．筆者が全国社会福祉協議会の依頼でこのサロンの普及促進を図っていたとき，役目柄視察をする機会も何度かあった．そのときの光景である．

　ある認知症の男性が，皆で談笑中にいきなり隣に座っている利用者をポカリと殴ったのである．まわりの人たち（住民のボランティア）がすぐ止めに入り，乱暴してはいけないと本人をやさしく諭した．そのときボランティアの1人が"かわいそうだよね"という．私は殴られた人に対していっているのかと思ったが，そうではなくて殴った本人だという．理由を聞くとこうだった．

　この殴った男性は大工で腕のいい職人だった．いつもきちんとしていて近所の人に笑顔とあいさつを欠かさない．そんな律儀な人が認知症になって"こんな（他人に乱暴するような）人になってしまったんだねェ．可哀想だねェ"．

　同情しているこの人は，殴られた人・殴った人の両方ともに同情しているのである．ヴィンスワンガーのいう専門職が専門知識をもつために「共同人間」であることを妨げられるのに対して，いわゆる「しろうと」の地域住民があっさりと共同人間になり，苦痛共同体をつくってしまっている．

② 第二の原則「行動の了解」

　認知症の人の行動を了解するというのも，共にあるための不可欠なことである．というよりも筆者は，行動の了解は共にあることをより強固にすると思っている．

　行動の了解は行動の「理解」とはちがう．行動の理解は，相手の行動の動機，行動そのものがわかること，あるいはそれが必然のこととして受け入れることである．

　行動の了解は，相手の行動についてそれは自分にも起こりうることとして受けとめることである．自分の身に置きかえてみるといってよい．

行動の了解の例①

　廊下ですれ違ったり，正面から話しかけようとするとつかみかかってくる女性がいた．この方には間もなく若い介護職員が，"横から接近すると乱暴しない"とわかって一応の対応策はとれるようになったものの，なぜ"正面から接近"すると乱暴するのかが問題となった．行動はつねにそれまでの人生と，現在の世界との関わりかたの2つの要素から影響されているから，家族（2人の娘）に，この方のこれまでの生活がどうだったのか尋ねた．

　わかってきたことはこの方の人生は「忍従の人生」だったということである．娘たちは，この母親が夫のいうがままに動き，逆らう姿を見たことがなく，娘たちに対してさえひたすら仕えるだけで，怒ったこともなければ，親らしい厳しい態度を見せたこともなかったという．まさに娘の言う「忍従の生活」であり人生だったようである．

　表面的にはそうであったとしても，心の中では反論したり，自己主張したり，意

にそぐわないことも多くあったはずである．それが認知症となったいま，自己抑圧のふたがとれ，もうがまんしたくないとなって行動に現れるようになった．

　正面から人が接近するのは，誰であれかつての夫や娘たちのように自分の行動を制止し，周囲の指示に自分を従わせる力として感じられ，それに猛然と立ち向かうようになった−これが私たちの解釈だった．その一方で，娘さんから昔の日常生活を聞くごとに，その忍従ぶりと忍従させる力の大きさに驚き，もし私がこの人だったら今となっては他人に乱暴したかもしれないと思ったのである．

行動の了解の例②

　排便でトイレに入るとしばしば自分の排泄物（大便）で"壁塗り"をする男性がいた．不潔きわまりない行為だが，本人は悪びれた様子はない．

　この方は中卒で左官屋の弟子に入り，70代になって足が衰え，認知症にもなって引退するまで左官仕事を続けてきた人である．仕事は丁寧で腕は名人といわれ，その上いつも仕事に打ち込んで趣味もなく，遊ぶこともない人だったと家族は言う．この仕事一筋の人間が特養ホームに入って，何もすることのない毎日に置かれたらどうなるのか．左官の材料の壁土に似たものが目に入れば，思わず手を出して壁に塗ってみるかもしれない．もし私がこの人だったら，私もこのようにしていたかもしれない．

"自分がもしこの人だったとしたら，同じ行動をとっていたにちがいない"と考え受けいれることをいっている．

　介護する者が上に述べたような"私もこの人のようにしたかもしれない"と受けとめることは，二人には介護される者・介護する者の隔てはなくなって，まるで同じ人生を共有する「一体化した人間どうし」の観がある．たしかに私たちは，誰かれなしにつかみかかる女性の人生を知ったあとは，その乱暴な行為が乱暴でもなければ異常にも思えなくなったのである．同じように自分の便を塗る元左官の男性にも，不思議なことに不潔感さえ薄らいでいったのをおぼえている．

　こうした周囲の態度の変化は，認知症本人の態度と行動に変化をもたらさないはずはなく，ゆったりとした温かい周囲の態度と扱いが，本人たちの行動を落ち着かせていった．特に正面から近づくとつかみかかる女性では，"横から接近"の徹底と，機会あるごとに"なにかしたいことはないですか""何でもやりたいことがあったらどうぞ"のはたらきかけ（やがてこの人は利用者の髪の手入れ係のようになった．昔2人の娘に好んでやっていたようにである）と，水分や運動のケアによって乱暴行為はすっかりなくなって"普通の人"として自宅に帰っていった．

　以上のエピソードは，ヴィンスワンガーや木村のいう「共同体」がどのようなもので，どのようにしてつくられていくかを示している上に，たしかに認知症もこのような共同体の中で"治って"いくことも理解される．

回想療法の意義

　認知症に行われてきた様々な「療法」-現実療法，バリデーションセラピー，最近の
ユマニチュードなど-は筆者にいわせれば，認知症の何をどのようにしようとしてい
るのか，それはどのような論拠にもとづいているのかがはっきりしない．あるいは独
断的で，よい意味での学術的理論性も持っていない．目的の多くは主として粗暴な行
動への鎮静化にあるようだが，それとても見ているとその"セラピスト"がその場を
離れると元の木阿弥がほとんどである．特に家族にはその場は一時的には良くても，
ただそれだけでしばらくすると同じ事態に戻ってしまう．

　このような各種セラピーの中にあって，パーソンセンタードケアと回想療法は注目
すべきものと筆者は考える．パーソンセンタードケアの解説はここでは行わないが，
回想療法の意義については筆者なりの評価をしている．それはこれまで述べてきた
「共同体」そして精神を病む人は「共同体の中で治っていく」とする考え方に体験上も
賛同するからである．

　先の2人の例について思い起こして欲しい．両方ともに特徴的なことは，それぞれ
の過去-つまり人生史を辿っていったことである．相手に語ってもらうか，家族などか
ら聴くかは別にして筆者らの行ったことは，回想していったことである．

　それが，相手の人生を知れば知るほど，こちらが"他人ごととは思えなくなり"一
体化していって，それが相手の行動を丸ごと（こちらが）受け入れ，異常感が薄らぎ，
両者の間に受容的な関係ができ上がっていった．相手の人生の知りかたは，必ずしも
本人が自ら語るばかりではない．実際的に記憶力も低下し想起力も乏しい本人にあっ
ては伝えにくいことも多いかもしれない．先の2人はいずれも家族や関係者からの情
報であったが，それでもこちらを変えて「共同体」をつくり上げるに十分な力があっ
た．

　もし本人が自分の過去を辿りそれを自分自身で伝えるならば，そのこと自体がより
強く介護者への接近をもたらして本人・介護者の関係を変えていくであろう．精神分
析は明らかにこの効果を利用している．

　回想療法は，その人の「過去」-人生史を介護者が知る機会となり，それが共同体を
つくる機会となり，その共同体が精神の病いを治す場となっていく，このような意義
をもつものといってよいだろう．

③ 第三の原則「安定した関係」

安定した関係というのは，環境の問題をいっている．それには，認知症の人を取り巻く「人的環境」と，生活空間とよばれる家や施設などの「物理的環境」の2つがあり，それぞれがより安定したものであることが大切である．安定とは"いつも変わらぬ""なじみの"といったことばで表現してもいい．

認知障害をもっている認知症の人にとって，まわりをとりまいている状況は「わかりにくい世界」であり，つねに混乱と不安を生じかねない世界である．

人的環境についていえば，「少人数」であることが望ましい．この点で在宅生活は理想的である．接触する人は，日常的には家族と，少数の援助者（訪問介護など）である．施設では，グループホームやユニットケアにおける人的環境がよいだろう．従来型の特養ホームにおいては，30人の認知症フロアーを5人のスタッフがケアする場合に，30人を5人でみるという考え方ではなく，6人を1人でみると考えるようにする．

物理的環境とは生活空間のことである．在宅生活における「家」のことだと思えばいい．転居や家の改築などが認知症を発症させたり悪化させることを考えると，生活の拠点としての家や施設での居室は変えないほうがいい．こどもの間で1〜2カ月ずつ交代でケアするため住まいを転々とするのは認知症を悪化させるだけである．

第4章

この理論の実践と成果

　筆者が主唱し本書に述べた「認知症を治すケア理論」は，まったく新しい理論である．この理論は，すでに述べたように「認知」というはたらきを出発点とし，多くの研究成果をもとにして体系化した理論である．「より添うケア」を例にした場合に，人がより添うということがなぜどのような仕組みで認知症の症状をやわらげるのか，もともと認知症の症状が現れるというのはどのような精神のしくみからなのか，という考察や仮設的理論にもとづいているのではない．これまで認知症について提唱されてきた○○セラピーはいずれもこのような，いってみれば非論理的なものである．

　本章では筆者の主唱する認知症ケア理論の実践のしかたと成果を紹介する．

　実践にあたっては次のようなポイントがある．

① 認知症を「治す」ことを目的としている

　介護職や家族など認知症に関わりをもつ人びとに，これまでのように"やさしくなだめる"接しかたをするのではなく，明確に「治す」ことを目的とした理論であり，そのことをつねに強く意識してケアにあたること，を強調する．これをきちんとわかっていないと，実際のケア（たとえば1日1,500 ml以上の水分を飲ませる）がいい加減なものになって効果が得られない．

　認知症を治すことを目的とするということは，「症状」に目を向けていくことを求めている．これはすでに述べたように，認知症などの精神疾患は，症状の消退をもって「治癒」とされるからである．症状は，やさしくなだめる対象ではなく，"消失させる"対象なのである．

　これまでのような「なだめるケア」は，主に粗暴行為や徘徊などの周辺症状（BPSD）とよばれる症状についてよく行われ，ただボンヤリしているような症状にはあまり行われない．粗暴や徘徊は介護者に直接的な被害や負担，ストレスを与えるからであり，ボンヤリはいってみれば手がかからないからである．このため，周辺症状には対応するが中核症状は放っておかれる，といった奇妙な現象がみられる．

　しかし両方とも認知症状であるとすれば，両方ともケアの対象としなければならない．本人の苦痛の大きさは変わらないのだから．

② アセスメントの実際

「症状をとる（改善する）」ことを目的とする以上，アセスメント*はその出発点として次のような考え方で行われる必要がある．

1）症状のおこる状況の解明

認知症はその人の置かれた状況（人・物・時間・場）がわからなくなることだから，症状はその状況によって生じるという性質をもつ．したがって，ある症状がみられるときにそれが「いつ」「どこで」「どのような状況で」おこるかを把握することが大切である．

2）タイプ判定

すでに述べたように，この理論の特徴は認知症を症状別に類型化し，認知障害型から回帰型にいたる「6つのタイプ」に分けたところにあり，何よりも強調しなければならないのは，この分類は"認知症を治すためのもの"であることである．

> ・タイプ判定が正しくなければその認知症を治すことはできない．

このことを強く認識しておく必要がある．
アセスメントの最初の段階でその症状の起こる状況を明らかにするというのは，このタイプ判定を正確に行うためのものであることを忘れてはならない．

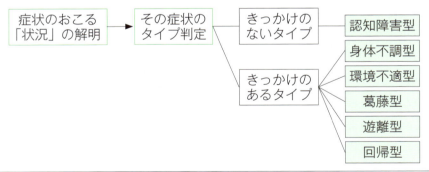

---

*福祉や介護の世界では，「アセスメント」というとそのケースの情報を集めることにとどまっている傾向がある．このためむやみと情報が多い．「アセスメントには目的がある」あるいは「目的のないアセスメントはアセスメントではない」ということに注目しよう．ADLについても，「ADLの向上」という目的を持たない情報収集は単なる情報収集であってアセスメントではない．このことは別の視点からは，その情報が改善したり治すという目的に合ったものかどうかでみると，それが真のアセスメントの名にふさわしいかどうかがわかる．

3）治療のためのアセスメント

アセスメントにはもう1つの重要な意義と目的がある．それは「治療のためのアセスメント」という性格である．

「あなたは普段，ウォーキングなどの運動をしていますか？」

高血圧や生活習慣病の外来ではよくこういう質問がされる．運動をしているかどうかはその患者の高血圧症の「原因」の1つでもあると同時に，「治療」の1つともなる情報であることがわかる．運動をしていない人には運動をしなさいと助言し，運動をしている人にはそれを続けるようにいう．

この認知症ケア理論では，すべての認知症は認知障害（認知力の低下）を根本原因としてとらえており，その認知力は，主として「水分」「栄養」「運動」「排便状況」によって上下するから，まずは日頃の生活の中でこの4つの要素がどうなっているかをアセスメントする．もし水分が不足しているようなら"治療"としてそれを増やすよう助言またはケアをする．

以上のような事項からつくられたのが「認知症高齢者のアセスメント・ケアチャート」である（図12）．

言動の異常とその発現状況

これが認知症の症状とそのおこる状況を記述する箇所である．ここで注意すべきことは「言動の異常」つまり「症状」は複数のことが多く，その場合には症状ごとに分けて記述し，タイプ判定も分けて行う．したがって症状が複数あれば，タイプ判定も複数になりうる．

例）

言動の異常①　そわそわと落ち着きがない
　　　　　　（いつ）終日
　　　　　　（どこで）デイルームなどで
　　　　　　（どのような状況で）まわりに人がいてもいなくても

言動の異常②　急に怒ってどなったり粗暴になる
　　　　　　（いつ）いつでも
　　　　　　（どこで）どこででも
　　　　　　（どのような状況で）スタッフが"食堂に行こう""デイルームに行こう"などと手を引っ張ったりすると

注）①は典型的な「場」の認知障害で「認知障害型」ここは施設であって（認識），自分はここの入所者（理解）であることがわからず，どのようにしていいかわか

施設 No. ＿＿＿＿＿　　　　　Case No. ＿＿＿＿＿

利用者のお名前		記入者		記入日	年　月　日

言動の異常と その発現状況 （言動の異常それぞれご とに記述）	言動の異常① （いつ） （どこで） （どのような状況で）

◆生活状況とケアプラン　　　　　　　　　　　　　　　〈ケアプラン〉

1 日の水分	ｍl	
1 日の食事	kcal	
排便状況 下剤	（　　　　　）日に 1 回 □無　　　　　□有	
急性の病気・けが	□無　　　　　□有	
日常の活動性	□週 3 日以上外出 □閉じこもりがち	
散歩や運動	□ほぼ毎日 □ほとんど行っていない	

◆認知症のタイプとケアプラン

タイプ		判断した根拠	ケアプラン
□認知障害型			
□身体不調型			
□環境不適応型			
問題行動型	□葛藤型		
	□遊離型		
	□回帰型		

図 12　認知症高齢者のアセスメント・ケアチャート

らない（判断）.

②は「介護抵抗」とよばれるもので，本人はここでじっとしていたいにもかかわ
らず，（じっとしているのは）もう中止して食堂（デイルーム）に行きましょう
といわれ手を引っ張られた．本人には現状のままいることを制止（抑制）され
たと受け取っている．抑制に対する「葛藤型」となる.

③ ケア

ケアについてはすでに述べたのでここでは省略する（177 ページからの③タイプ別
のケアを参照）.

個別事例 1　Aさん　男性　85歳　要介護2　妻（85歳）と二人暮らし

〔経過〕

　2年ほど前から"もの忘れ"がひどくなり，次第に言動に異常が見られるようになった．現在は昼間は寝ていたりするものの，夜になると騒ぎ出して一晩中妻を寝かさない．不穏の内容は次のとおりである．

（幻覚）　手に羽虫がいっぱいいる
　　　　　部屋に水が流れこんでいる，など．

（人物誤認）　妻を自分の姉と誤認して"姉さん""姉さん"と話しかけてくる．

（時間の障害）　昔の出来事（隣家の夫婦喧嘩の仲裁など）を今日あったこととして話す．

（尿失禁）　夜間不穏の例にはよく見られる症状である．

（歩行不安定）　認知症と運動との関係はすでにみたとおりで，認知症になると運動能力の低下する例が多い．運動能力が低下すると認知力も低下するという解釈も成り立つ．

　一晩中騒いでいる反動で昼間は眠っていることが多い．

　妻は介護疲れがひどくなり，地域のケアマネジャーに支援を申し込んできた．

〔ケアマネジャーの評価〕

　夜間不穏をくり返し，昼間は比較的落ち着いている（不穏状態はない）のは「水分欠乏（脱水）」の典型的症状である－ということを含め，認知症のケアマネジメントの第一の目的は認知症の症状を改善・消失させること，そのためには認知力を上げること，認知力向上には「水」「栄養」「運動」「排便」の4つが必要であることをこのケアマネジャーは知っていた．

　そこでAさんの家庭を訪問しアセスメントを行った．いうまでもなくそれは「治すためのアセスメント」である．

水分	400 ml/日
栄養*	1,500 kcal/日
排便	毎日あり（むろん下剤は使っていない）
運動	まったくしない（昼間はほとんど眠っている）
病気・けが	なし

*2〜3日の食事メニューを調べ栄養士に計算してもらう．ちなみに1,500 kcal/日は"正常"とみなす．

このアセスメントをもとに立てたケアプランが次のものである．

	月	火	水	木	金	土	日
9：30	デイサービス		デイサービス		デイサービス		
16：30							

デイサービスに依頼したケア内容

①通所時間内に水分 800 ml 以上を飲ませること（残りの 700 ml とデイサービスを利用しない火，木，土，日は妻に 1500 ml/日の水分を飲ませるよう指導）．
②通所日にはパワーリハビリテーション（マシントレーニング）を実施すること．
③必ず「散歩」を行うこと．
④利用者どうしの仲間づくりを行って社会交流の場とすること．
⑤昼食，入浴は通常どおりに．

〈サービス開始から 1 週間まで〉

　ケアマネジャーは 3，4 日で夜間不穏はなくなって平穏な生活に戻るだろうと予想したが，1 週間経過しても同じ状態が続くので「再アセスメント」をしたところ "家では妻の勧める水をほとんど飲んでいない" ことがわかった．これでは認知症を改善できないとなって，「月～土の毎日デイサービス利用」とケアプランを変更した．デイサービス職員による集中的なケアで短時日で症状の改善を得ようという方針である．

〈月～土の毎日デイサービスから 10 日後〉

　ケアプランを月～土の毎日デイサービス利用に切り替えて 10 日後のモニタリングが次のようだった．

　　夜間不穏―すっかり消失して良眠，幻覚なし，尿失禁なし

　　不安定歩行―すっかり安定し，階段昇降も自立

　妻の休養にと計画していたショートステイは，妻も良眠できるようになったので中止．

症状消失後の経過

　A さんはこの後に肺炎にかかって 10 日ほど入院して一時ねたきり状態になるも，パワーリハビリテーションなどで回復し，当初予定の社会交流を目指して地域の老人クラブに参加し，グラウンドゴルフを楽しむようになった（**写真 1**，221 ページ）．そして地域の集まりに顔を出し，頼まれれば司会もこなすようになった（**写真 2**）．

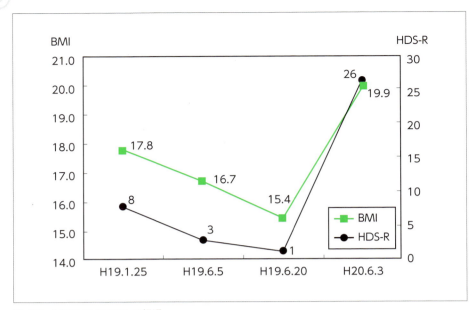

図13　HDS-RとBMIの経過
現在では両方とも正常に戻っている．

　HDS-R（改訂長谷川式簡易知能評価スケール）も肺炎入院直後は1点まで下がるも，その後改善し現在は26点と正常域になった（図13）．
　同時に記録されていたBMI（Body Mass Index）も最低が15.4であったが現在は19.9までに改善した（図13）．これは，認知症の改善に栄養が少なからず影響を与えていることを示し，欧米の認知症と栄養に関する研究結果を実証している．

〈解説―この例の症状について〉
　ここでこの方の症状のタイプ判定をしてみよう．
①「物」と「場」の認知障害
　この方で目立つのは「幻覚」である．その内容で特徴的なのは"部屋に水が流れこんでいる"で，"手に羽虫がいっぱいいる"もある．認知のはたらきのうちの「認識」はそれが何であるかがわかることを示しているが，そこにないはずの物をあると認識するのも物の認知障害とみてよいだろう．そして"そこにないはずの"ということの中に「場」の認知が入っていることに気づく．
②「人」の認知障害
　妻を自分の姉と誤認して"姉さん""姉さん"と話しかけてくるのは人の認知障害であろう．その根底には"自分の妻がわかっていない"という症状がある．
③時間の認知障害
　昔の出来事を今日あったかのように話す，という症状は典型的な時間の認知障害である．われわれは時間を「流れ」として認知し，認知症の人はその流れが中断してしまう．そしてその中断した時点が「現在」になる．
　"私は60歳"という（実際には80歳の）認知症の人は60歳まで流れた時間の流れが

そこで止まり，止まったところが「現在」になっているのである．

　認知症の人は体験したことが丸ごと欠落するが，古い時代のもので残っている場合でも時間の認知障害のためにそれは過去のものではなく"今日あったこと"になる．

　以上に述べたようにこの方は「人」「物」「時間」「場」の，つまり状況を構成するすべてに認知障害があることになる．しかしこれがこの方のすべてではない．

④夜になると症状が現れるという状態．これは典型的な脱水（水分欠乏）による症状であることはすでに述べた．ということは認知症のタイプ判定としては「脱水による『身体不調型』」ということになる．

〔タイプ判定の総括〕

　この方は，明らかな認知障害の症状が「脱水」をきっかけに生じていることになるから，タイプ判定は（脱水による）「身体不調型」となる．上記①②③からは認知障害型としたくなるかもしれないが，これはどの型でもそこに含まれているから，特につけ加えることはない．

第5章
家族で治そう認知症　そして地域への展開

　本書が提唱している理論はこれまでの認知症に関する論述にはない新しいものだが，それにもとづく「認知症を治すためのケア」の中心は，水分，栄養，運動，便秘解消ときわめて単純なものである．これなら家族の手で実行することができるというわけで，家族へ呼びかけたのが図14に示した本である．この本をもとに，「家族で治そう認知症」の運動，行政の命名では「認知症あんしん生活実践塾」（略称　認知症あんしん塾）は，全国20を越える地域で展開され増加の一途を辿っている．主催の多くは市町村，このほか社会福祉法人，医療法人などである（報告書は宮崎県小林市，神奈川県川崎市，その他から出版されている）．

　この「あんしん塾」は次のようなすすめ方で行われる．

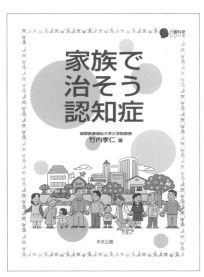

図14　家族に呼びかけた本（2008年出版）

① 家族で治そう認知症―あんしん塾のすすめ方

〈対象〉 認知症の人を抱える家族だが，必ずしも在宅でケアしていなくてもよい．たとえばグループホーム入所例で家族がホームの介護職とこの塾に参加することでもよい．適正人数は認知症の例で1つの塾で10〜20人．

〈期間〉 6カ月，家族は毎月1回集まってケアの状況と認知症の症状の経過などを報告し，それにもとづく助言・指導を受けて新たな実践にかかる．

〈6カ月のプログラム〉 次のように進行していく．

初　回	認知症を治す理論の講義 家族が行うケア 「宿題」の提示―水分，栄養，運動，排便状況の報告
第2回 ｜ 第5回	宿題として提示された個々のケアの実施状況の報告，認知症症状の変化の様子，その他生活変化などの報告と助言・指導
第6回	まとめ（症状の変化の集大成）

　初回で大切なことは"認知症は治る"という事実を示してこれからのケアに意欲をもってもらうことである．ほとんどの家族は病院の医師やマスコミなどの影響から"治らない"と思いこんでいる．これでは粘り強いケアは行うことができない．

　次に大切なことは，単純なもの忘れを認知症と思いこんでいるケースについて，"認知症ではない"ことを知って（信じて）もらうことである．内外の認知症に関するまじめな書物では"単純なもの忘れを認知症と混同してはならない"とされ，そのもの忘れと認知症のもの忘れとの判別点が示されているにもかかわらず，10〜20人のあんしん塾でつねに1〜2人は認知症と誤って判断されている人が参加する．しかもやっかいなことにこういう人でも医療機関で認知症と「診断」されてしまっているのである．認知症の診断には日常の様子をこまかく尋ね，認知障害の証拠をつかむ必要がある．誤診されたケースに受診の状況をきくと，簡単な問診，認知テスト，脳CT検査ときわめてずさんに感じられる例が多い．以下は「あんしん塾」での事例，つまり家族が治した事例である．

個別事例2　Bさん　男性　83歳　　要介護2　独居

　平成22年転倒・骨盤骨折にて入院→23年2月退院．この頃にはデイサービスやヘルパーの訪問日がわからず出歩いてしまう，デイサービスからいなくなるなどの行動に異常がみられるようになった．認知症の診断はされていない．

あんしん塾利用時の症状

①自分で置いたものを10分も経つと忘れる．
②いつも探しものをし，（週1回の訪問介護も）ヘルパーは探しものの手伝いをさせられる．
③朝にいなくなる（週2〜3回）．近くの山か家の屋根の上にいる．

注）あんしん塾では，家族や介護関係者が述べる症状を"ありのまま"記載する．こちらが勝手な解釈を一切しない．ありのままの表現の中に家族の困っていることが示されているからである．そしてこの認知症を治すケア理論は，精神医学の正当な治癒の定義に従って「症状」の推移をみることで成り立っているからである．

〈解説―この例の症状について〉

①「物」の認知障害

　まわりの人が"自分で置いたものを10分も経つと忘れる"と評している症状，そしてヘルパーにその探しものの手伝いをさせるという症状は明らかに物に対する認知障害であろう．単純なもの忘れ（置いた場所を忘れる）では，探しまわっているうちに忘れていた物に会い，そこで"何を探していたか""どこに置いたか"を同時に思い出す．

　しかし「認知障害」では，たとえ目的の物にめぐり会っても，それが探している物であるとの認識すら生まれず，ましてや"自分の"探している物という自分との関係も稀薄になるから，おそらく部屋の中の何を見ても，ただ視線を漂わせているにすぎない状態といってよいだろう．

　ただしこの方には，ある物に何らかの用事があったわけであり，これが探しものの「動機」をつくり出していることは間違いなく，"アレを見つけなければ"という動機のまま，ひたすら"探しまわる"ということになるだろう．これでは1日経っても探しものは終わらない．

　手伝わされるヘルパーは認知症ではないから，目ぼしい物を手にしては"これですか？"というはずである．しかし肝心の本人が物の認知障害のため，それが求めているものかどうかわからず，わからないまま"それじゃない"と答え，延々と探しものが続いていく．

②「場」の認知障害

　朝になると家からいなくなるという症状は，その後の"近くの山に入っている""家の屋根に登っている"と合わせて考えると典型的な「場」の認知障害といえる．

　まず第一にこの方は"ここが自分の家かどうかわからない"．自分のいる場がどういうところかわからない人は"必ずわかる場に行こうとする"―これが徘徊のはじまりである．

認知症でない人でも，街の中でここがどこだかわからなくなる人はいる．

それでも認知のはたらきのうちの「判断」（どうすればいいのか）がはたらいて，"見覚えのある建物や看板などを探したり""通行人や店の人，交番の巡査などに道を尋ねる"ことをする．ここが認知症の人とはちがう．

塾開始時と終了時のケア内容

（上段：開始時　下段：終了時）

	月	火	水	木	金	土	日
水分 (ml)	1,900	500	2,000	400	1,400	400	400
	1,800	2,500	1,800	2,300	1,900	1,900	2,500
排便	○				○		
	○	○	○	○	○	○	○
食事	BMI 23.6	1,200～1,300 kcal					
	BMI 25.3	1,200～1,560 kcal（最大の月）					
運動	パワリハ ストレッチ 体操 散歩 30分	通院	パワリハ ストレッチ 体操 散歩 2 km	散歩 20分	パワリハ ストレッチ 体操 散歩 2 km	散歩 4 km	散歩 10分
	パワリハ ストレッチ レク 体操		パワリハ ストレッチ 手作業 体操	家の周り 掃除 20分	散歩 30分	パワリハ ストレッチ 手作業 体操	散歩 30分

終了時の症状

①自分で置いたものを10分も経つと忘れる．　　　　　　　　　　　（消失）

②いつも探しものをし，ヘルパーは探しものの手伝いをさせられる．（消失）

③朝いなくなる．近くの山か家の屋根の上にいる．　　　　　　　　（消失）

④その他の変化

（ⅰ）デイサービス利用時，財布を自ら職員に預け，帰りには自分から催促して受け取って帰るようになった（自己管理可能に）．

（ⅱ）朝に出かけても確実に帰宅している．

（ⅲ）デイサービスでは他の利用者の「水分チェック係」になって，水分を飲んだ時間と量をケアプラン表に記入している．職員に尋ねると内容は正確で，1日の水分量の計算も正確だという（**写真3，4**，221ページ）

個別事例3　Cさん　女性　62歳　　若年性アルツハイマー

　この方は52歳のときにアルツハイマー病と診断されている．診断後5年ほどで，あまりにも症状が激しくて自宅で介護ができなくなってグループホームに入居．自治体より「あんしん生活実践塾」の公報があり，参加を希望してきた．塾には家族ではなく入所しているグループホームの介護主任が参加．

あんしん塾利用時の症状

①1日中施設の中を歩きまわっている．
②夜も長い時間居室で休むことができない（休んでも1時間以内）．
③日中立ったまま寝てしまうことがあり転倒する．注）夜もほとんど眠らないため日中立ったままでも眠ってしまう．
④夜間トイレの場所以外で失禁する．
⑤食事，排泄，レクリエーションなどが持続できずことの途中で立ち上がり歩きだす．このためトイレや廊下を尿・便で汚す．
⑥便秘にて険しい表情になる．

〈解説―この例の症状について〉

①異常な興奮

　この方でまず目立つのは"異常な興奮"で，昼も夜も歩きまわっている，というその歩きぶりはまるで何かにとり憑かれたように興奮しきった様子である．「興奮徘徊」あるいは「興奮歩きまわり」とでもいおうか．この方は幸い（?）施設の中だけにとどまっているが外に出てしまってひたすら街中を（早足で）歩き続ける例もあって，付添いをする職員が途中交代しながら追っていくという場合もある．

　「興奮」は，認知障害の2次反応としてみられることもあるが，同時にこれは「身体不調型」の共通症状であることも思いおこして欲しい．

　「夜も眠らない」（寝かしつけても1時間ほどで起きてくる）という症状は，「脱水」の存在をうかがわせる．いわゆる「夜間不穏」とみなしてよさそうだからである．なぜなら，昼間も興奮して歩きまわっているのだから，当然のことに疲れているはずであり，そうであれば疲れて眠るという状態になってよさそうなところ，ほとんど眠らずに動きまわっているのだから．

②「場」「物」の認知障害，「人」も?

　1日中歩きまわっていること，食事中，レクリエーション，あるいは排泄の途中で立ち上がって歩きまわってしまうのは，自分のいる場，自分との関係，どうすればいいか（どうすべきか）のすべてがわからなくなっている．食事を食事として認知することもきちんと食べ終えるという認知の示すこともわからなくなっている．おそらく，自分を介護したり，必要な指示を与えるスタッフも正しく認知できていないであろうし，「時間」もこの方の生きている現実からは消滅している可能性がある．

③「便秘」は脱水の証拠

　この方は，激しい徘徊で体内水分はどんどん発散し，その結果として頑固な便秘をおこし，便秘になるとまるで鬼のような険しい表情になって，まわりの人が恐怖心をもつほどになる．

　このことと「興奮」が身体不調型の共通症状であること，身体不調型のもっとも多い原因に脱水があることを思えば，この方のケアに「水分」が重要な役割をもつことが予感される．

〈水分量について〉

　この方のケアプランをたてるときに議論の的となったのは「水分量」である．通常は 1 日 1,500 ml の標準的な量を設定し，症状の消退状況をみながら 1,800，2,000，2,200…と増量していく．しかしこの方の場合は，24 時間の歩きまわりによって，そして頑固な便秘などの徴候もあることから，目標水分量を 3,000 ml/日とした．入所中のグループホームの介護主任も，この方は動きまわって汗をかくせいか，水分は出せば全部飲んでくれるので，3,000 ml でも飲むことでは問題ないでしょうという．

塾開始時と終了時のケア内容

(上段：開始時　下段：終了時)

	月	火	水	木	金	土	日
水分 (ml)	1,400	2,000	1,700	1,800	2,500	1,800	1,900
	3,800	3,600	2,800＋α	2,550	4,780	3,200	2,800＋α
排便		○			○	○	
	○			○	○	○	
食事	平均 1,821 kcal/日						
	1,987 kcal/日						
運動	本人の歩きまわりに任せる						

注）・水分は塾終了時には平均 3,361 ml/日となった．
　　・途中で抗精神病薬（トリプタノール―抗うつ剤，コンスタン錠―抗不安薬，セレネート―抗不安薬）を中止したところ歩行が安定し歩きかたがしっかりした．

終了時の症状

①1 日中施設の中を歩きまわっている　　　　　　　　　　　中等度改善

②夜も長い時間居室で休むことができない．　　　　　　　　消失
　（休んでも 1 時間以内）

③日中立ったまま寝てしまうことがあり転倒する．　　　　　消失

④夜間トイレ以外の場所で失禁する．　　　　　　　　　　　消失

⑤食事・排泄・レクリエーションなどが持続できない. 　　　　　（消失）

　途中で立ち上がり歩きだす.

⑥便秘にて険しい表情になる. 　　　　　（消失）

〈水分量 3,000 ml で症状消失に〉

　この方は水分量を 3,000 ml/日に設定してケアにとりかかったが，結果的にはこれが功を奏して，水分量が 3,000 ml に達した頃から症状が急速に消失した．わずかに残ったのは夜は眠るようになったものの，昼は穏やかにはなったが施設内をウロウロと休む間もなく歩いていることだけになった.

〈評価の段階について〉

　ここで塾終了時の評価について述べておこう．次のような段階を設けて，家族と関係者が当初に述べた症状がどうなったかを判定する.

（消失）	文字通り症状がまったくみられなくなったことを示す.
（ほぼ改善）	消失と判定できないが，症状がほとんどみられなくなった場合.
	（例）毎日徘徊の例が，週に 1 回程度となったような場合.
（中等度改善）	症状が半減した場合．主に症状の頻度について使われる.
	（例）毎日徘徊→週に 3 回程度に減少.
（一部改善）	症状はほとんど残っているが一部は消失・改善した.
	（例）毎日徘徊→週に 5 回程度に減少（1 回くらいは少なくなった）.
（不変）	症状に改善消失の様子はない.

個別事例４　Ｄさん　女性　79歳

　言動の異常から，７年前にアルツハイマー型認知症の診断を受け薬物療法を続けるも効果らしきものなし．専業主婦で２人の娘があり，義両親の死後は長女一家と２世帯住宅にて生活．特に病気らしいものなく老後を迎える．

あんしん塾利用時の症状

　長女が出勤しようとすると（２世帯住宅の）２階から降りてきて，以下のように口汚くののしる．
①化粧品がなくなった！
②Ｙ子（近所に住む次女）が留守中に，家に勝手に入って卵焼きのフライパンをもって行った！
③カギを取り換えないと！
④この家にはドロボーがいる，あんた達もう出ていきなさい！

〈解説―この例の症状について〉

「人」と「物」に対する認知障害

　明らかに人に対する認知障害をおこしている．症状としては一般に「もの盗られ妄想」とよばれるものである．

　この方は専業主婦，夫の両親（舅・姑）と同居し，義両親が亡くなったあとは２世帯住宅にて自分と夫が２階に，長女一家が１階に生活している．本人は健康に非常に気をつかう一方で，子や他の人には面倒見のよい人で，自分が介護を必要とするようになって子の面倒になるようになってはいけないと常に口にしていたらしい．自尊心の強い人だったように見受けられる．というのも，筆者はこういう人格の人に「もの盗られ妄想」がおこりうると思えるからである．すでに「認知症の心理」の中で，不安の反応としての「怒りの系」「悲しみの系」があると述べた（図５参照）．前者は自分の状況の責任を状況のためとして「外」に怒りをぶつけ，後者は自分自身のせいとして自分を嘆く，反応にはこの２つのタイプがある，というものである．これは反応ばかりでなく，症状そのもののおこりかたにも共通していて，「目的の物」が見当たらない原因を外なる他人のせいとするか，自分のミスのせいにするかのちがいになる．前者―他人のせいにするところに（他の人が）盗んだ（そのためになくなった―見当たらない）という症状になるかと思う．自尊心が強ければ自分のせいにはしにくいと考えるがどうだろうか．

　もう１つ考えておくことは，人に対する認知障害と同時に，「物」たとえば「化粧品」に対する認知障害もあったとみるべき点である．"化粧品がなくなった"という症状について，実際に長女がそれを盗むはずがなく，この方の目の前に化粧品があってもそれを認知できなければ存在しないのと同じことになる．このあたりのことは「個別事例２」と同じことで，認知できない化粧品は存在せず，ただそれを見付けたいという動機だけが残り，個別事例２の方と同じように一日中探しまわる，ということになりかねないが，長女や次女の（ドロボーの）せいとすることで探しものはしなくてよいことになる．

塾開始時と終了時のケア内容

(上段：開始時　下段：終了時)

	月	火	水	木	金	土	日
水分 (m*l*)	500	500	600	600	600	700	700
	1,550	1,550	1,550	1,550	1,550	1,550	1,550
排便	不明（3日に1回くらい）							
	○		○	○		○	○
運動	運動 45分	運動 45分	散歩 30分		外出	運動 45分	運動 45分
	運動 50分 自転車 40分		運動 50分 自転車 40分	運動 50分 自転車 40分	運動 50分 自転車 40分	運動 50分	運動 50分 自転車 40分

注）運動と水分ケアは夫が実施した．水の容器を決め，運動のメニューも決めて忠実に実行した様子が伝わってくる．

終了時の症状

（長女の出勤時）

①化粧品がなくなった！　

②Y子が留守中に，家に勝手に入って卵焼きのフライパンをもって行った！　

③カギを取り換えないと！　

④この家にはドロボーがいる．あんた達もう出ていきなさい！　消失

すべての症状が消えたのが塾開始後4カ月であった．7年間におよぶ母親の不当なドロボーよばわりを耐え忍んだ長女もようやく地獄のような毎日から解放されたことになる．

認知症の症状がすっかりとれて普通の（以前の）生活に戻ったあとにこの方の誕生日が巡ってきて，何年ぶりかでレストランでお祝いの食事をした（**写真5**，221ページ）．

その後の経過

あんしん塾への参加から2年半ほどしてフォローアップの機会があってその後の様子を尋ねた．

"夏の猛暑日に顔付きが以前のように険しくなることがある．これはいけないと
　　水分補給を増やすと元の何ともない状態に戻る．ときにこういうことがありなが
　　ら平穏で仲の良い母―娘の関係でくらしています．"

　これが長女の報告であった．
　なお，長女は自分の母親の成果を世の中の認知症で悩んでいる人たちに報せたい
と，第13回日本自立支援介護学会（2014年）にて発表してくれた．

個別事例5　Eさん　79歳　女性

病院での診断はアルツハイマー型認知症だが，幻視が強くレビー小体型認知症も疑われる（パーキンソン様症状ははっきりしない）．

あんしん塾利用時の症状

①タンスの上に女の人がいる（白い服を着ている），と言ってタンスの引き出しを階段状に引き出して，下りやすくしている．
②その女の人のために毎食の食事を作って食卓に置いて準備している．
③布団も敷いている．
④田植えをしていないのに，田植えをして痛みがあると病院の先生から痛み止めの軟膏をもらっている．
⑤人が来るので嫌だと言い，暑い夏の日でも窓を開けたがらず，外に出たがらない．
⑥本人は入っていると言うが体に臭いもあり，実際にはお風呂に入っていない．
⑦お風呂の薪を近所の人が勝手に持って行って使っている，と言う．

〈解説―この例の症状について〉

①「人」と「場」の認知障害―幻視

　すでに幻覚と認知の関係については「個別事例1」で述べた．この方にとっては，実在しない女の人が，たしかにタンスの上にいるのである．そのように認知していることは誰にも否定できない．"ないものをあるとする"ことと"あるものがわからない"とするのは同じこととみていい．ただし普通の人にとってそれは実在しないので，認知障害とされてしまうのである．

　この方は，幻視の女性に対して階段のように昇り降りできるように引き出しを出し，食事を用意し，布団まで敷いている．いたれり尽くせりの接待ぶりといわねばならず，そこには歴然としたストーリーがある．

　「場」の認知障害は幻覚には必発とみてよいだろう．ここは（実在しない）女の人が現れる場であると認識し，自分はその人の便宜を図る者として自分との関係をとらえ，そのように行動する．

　外界を幻覚でとらえるというとらえ方は，自分の存在をもその幻覚の世界の一員とすることにつながり，このことは「対他的自我」（他人の目に映る自分）をも幻覚的にとらえることにつながるように思われる．いい換えれば周囲の状況がわからないということは，同時にその中心にいる自分の存在がいかなるものかわからないことでもある．

　認知症の初期に現れる状態として「服装がだらしなくなる」や「身繕いができなくなる，構わなくなる」「不潔になる」などを指摘する人は多い．これらはいずれも「対他的自我」の変貌とでもいうべきもので，状況認知の障害が自己の存在認知の障害を経て対他的自我におよんでいると筆者は考えている．体が臭うように不潔になってもそれは気にすることではない．

〔タイプ判定〕

　この方は人と場の認知障害が自分の体に発展したりしているが，タイプ判定としては「認知障害型」としてよく，ケアはひたすら認知力を向上させることで，あんしん塾ではそれを忠実に実行し，3カ月ほどで症状は消失した．

塾開始時と終了時のケア内容

（上段：開始時　下段：終了時）

	月	火	水	木	金	土	日
水分 (mℓ)	800	600	700	600	600	700	600
	2,000	2,100	2,150	1,900	2,050	2,000	2,000
食事	平均 1,280 kcal/日　BMI 21.4						
	平均 1,467 kcal/日　BMI 22.6						
排便	?	?	?	?	?	?	?
	?	○	?	?	?	○	?
運動	なし	なし	なし	なし	なし	なし	なし
	散歩 900 (歩)	1,200	900	600	1,100	1,000	700

注）塾が始まって間もなく，同居の夫は水分や散歩などのケアにはまったく役に立たず，市内に嫁いでいる娘も世話する時間がとれず，このため地域包括支援センターは，認知症サポーターとボランティアでケアを実施した．

塾終了時の症状

①タンスの上に女の人がいる，と言ってタンスの引き出しを階段状に引き出している．　（消失）

②その女の人のため毎食食事を作って食卓に置いて準備している．　（消失）

③布団も敷いている．　（消失）

④田植えをしていないのに，田植えをして痛みがあると病院の先生から痛み止めの軟膏をもらっている．　（消失）

⑤人が来るので嫌だと言い，暑い夏の日でも窓を開けたがらず，外に出たがらない．　（消失）

⑥本人は入っていると言うが体に臭いもあり，実際にお風呂に入っていない．　（消失）

⑦お風呂の薪を近所の人が勝手に持って行って使っている，と言う．　（消失）

要するにすべての症状が3カ月ほどで消失し，いまでは畑で蕪づくりに精を出している．幻視のことを尋ねると"何じゃそれは？"と言うという．

後編　認知症

② あんしん塾成果のまとめ─約80％が治った

　ここに提唱する「認知症を治すケア理論」を実践したときの成果を紹介する．認知症のケアについては多くの「理論」が○○セラピーの名で登場し，デモンストレーションでその個別的な「効果」は紹介されることはあっても，多数例でその成果を分析したものは皆無である．これでは普遍性あるものとはいえない．

　さらにいえば，これらは所詮「なだめるケア」でその効果は一時的で，単に「おとなしい認知症」をつくったにすぎない．これは明らかに介護者や家族のための処置であって，認知障害で混乱と不安に悩まされている本人を救済していることにならない．

　成果のポイントは「症状が消失または改善したかどうか」にある．個々の事例については，すでに紹介した個別事例2〜5のように「あんしん塾開始時症状」─つまりケアを行う以前に存在した症状─がどのように変化したかを「あんしん塾終了時症状」として記載する．

　症状の内容，つまり記載内容はすべて家族や介護者・関係者の主張どおりとする．「記銘力障害」や「見当識障害」などと"判定"したり，その利用者に関わっていない人間の意見などは用いない．

　家族の主張（訴え）をありのままに用いるのは，その主張の中に家族の悩みや価値観などが見えるからでもある．

　全体の成果をまとめるために，あんしん塾では次のような一覧表を用いる（表2）．

　「症状」は一人につき複数あるが，同じ症状を何人かの人が共通して持っていることもあるため，各症状をもつ人数を「数」の欄に記載する．それが6カ月後に「消失」しているか「改善」（ほとんど改善，中等度改善，一部改善）か，あるいは「不変」かを家族の判定意見を記入する．

　この「あんしん塾」は市町村主催を中心に全国に広がりつつあるが，筆者らが把握している塾の成果をまとめたのが表3である．

　あんしん塾は回を重ねるごとに，指導者の指導力も増し，実施団体の運営のしかたも向上し，参加する介護保険事業者やボランティアの理解や協力度も増すといったように「進歩」がみられている．現時点（2016年）で進歩したあんしん塾の成果を紹介する（表4）．これをみると「消失」「ほとんど改善」で90％に達し，宮崎県小林市にいたってはこれが100％になっている．筆者は「消失」「ほとんど改善」をもって認知症が"治った"としてよいと考えている．実際にこれに含まれる人びとは，以前のような普通の生活に戻っているからである．

成果を分ける要因

　表3，4で示したように，成果には消失から不変まである．このように成果を分ける要因を探ってみると次のようなものが浮かび上がってくる．

表2
■症状と取組結果の一覧
＜受講生11名，平成25年9月～平成26年2月＞

症状	数	取組結果					備考
		消失	改善			変化なし	
			ほとんど	中等度	一部		
料理をほとんどしなくなった	1			1			
曜日や日時を1日に何度も聞く・分からない	4	3	1				「今日はデイ行かなくてもいいんじゃないの？」という反応あり．カレンダーにメモをとる
今日会った人の名前，外出した先が分からない	1				1		
物（皿，ネックレス）を置いた場所が分からない	2	2					
旅行時，浴室で自分の着替えがわからなくなる	1	1					11月頃，家から自分のバスタオルを持って行く
他人の家の花，マフラー，パンフレットをもってくる	1					1	1月頃から出現
カタカタと歯を鳴らす	1	1					
夕方になると風呂を入れようとする．裸になって湯を張り出す	1	1					
夜中に起きだし，着替えだす	1	1					
怒りっぽくなり，攻撃的になった	1	1					12月出現（処方が変わった）
朝・夕に外に出たときに鍵をかけられ，締め出された	1	1					12月出現（処方が変わった）
鏡をトイレと間違え入ろうとする	1	1					12月出現（処方が変わった）
近所で迷子になった	1					1	2月出現（1回のみ）
動作がゆっくりになり，顔つきが変わった	1	1					
大事な持物（財布・カード・保険証）を落とす，忘れる	1	1					
自分の側に「お袋（亡くなった人）がいる」と言う	1	1					
足がふらつく，歩き方がゆっくりになった	1					1	2月出現．パーキンソン症状あり
物盗られ妄想（料理道具・化粧品）	1	1					
何度も同じことを言う	2				2		
虚空を見つめ何かつぶやいている	1		1				誰も構ってあげられない時
夜トイレの場所が分からずトイレ以外で排便する	1	1					
失禁するようになった	1	1					
「お兄ちゃんが来るから」と意味不明なことを言う	1					1	1月～2月出現
食品の買い溜め	1	1					
食事の支度時，何にするかすぐ忘れ何度も聞く	1	1					
歯磨き・髭剃り・服薬を言わないとしない	1	1					言えばできる
料理を作る意欲が湧かない	1	1					
ATMの使い方が分からなくなる	1	1					
何回も精算しようとする	1		1				使っても良い分だけの通帳を作る
夕方散歩中帰るのに苦労したと言う	1	1					
物の整理・片付けることが苦手	1					1	以前からの性格
インコをわざと籠から出す	1					1	状況を理解して行っている
夕方になると家に帰ろうと言う	1			1			時折あり
2日に1回，身内の誰々が来たと言う	1	1					
日に何度か，誰かに話し掛けている	1		1				夜横になると少し残っている
入浴の途中で排水溝の掃除を始める	1	1					
コンサート会場・スーパー・映画館内で「証拠写真だ」と撮影する	1	1					
外出先で失禁．処理できず下着を便器内で洗っていた	1			1			1月出現（1回のみ．失禁はあり）
合計	43	27	4	3	3	6	
割合		62.8%	9.3%	7.0%	7.0%	14.0%	

表3 17塾160名の成果
あんしん塾成果
（2012～2015 17塾160名の症状）

	症状総数	消失	改善			変化なし
			ほとんど	中等度	一部	
2012-13年5塾	203	135	19	23	7	19
2014年8塾	203	124	16	17	17	29
2015年4塾	119	100	7	6	2	4
17塾 合計	525	359	42	46	26	52
割合（%）		68.3	8.0	8.8	5.0	9.9
			76.3%			

われわれは「消失」と「ほとんど改善」をもってよしとしている．これを合わせると76.3％に達した．

表4 「進歩」した4つの塾30名の成果
あんしん塾2015のみ成果
（4塾30名の症状）

	症状総数	消失	改善			変化なし
			ほとんど	中等度	一部	
美保野	34	27	2	5	0	0
世田谷	14	10	0	1	0	3
二戸	27	22	2	0	2	1
小林	44	41	3	0	0	0
2015 合計	119	100	7	6	2	4
割合（%）		84.0	5.9	5.0	1.7	3.4

「消失」「ほとんど改善」で90％に達している．宮崎県小林市はこれが100％に達している．

①第一の要因：家族の熱意

まずあげられるのは直接的にケアにあたる家族の熱意がある．

"水を飲みたくない"という本人のことばであきらめる家族と，タイミングを変えるなどの工夫をする家族とでは結果は異なる．こうした家族の熱意は，参加する家族はほとんどが持っているだろうと思われがちだが，実際はその逆で，"家族は認知症が改善したり治ったりすることを疑っている"というのが実像である．これには医療機関や社会全体の雰囲気―認知症は治らない病気―に原因がある．

あんしん塾の第1回は，認知症を治す理論を学ぶ場であるが，隠れた大きな目的は参加する家族に認知症は治る病気であることを理解してもらうことにある．これは同時にケアへの動機づけでもある．

"家族は半信半疑の状態でケアに入っていく．"

しかし毎月開かれる塾の席上で，「治った症状」が報告される．その報告が相次ぐごとに家族は"治っていくものだ"と感じはじめ，「水の大切さ」「運動の大切さ」…などを感じとっていく．これがケアへの弾みになる．「家族の熱意」は，半分は経過の中でつくられていくといえる．

②第二の要因：関係者（事業者）の熱意・協力

家族と並んで，ケアマネジャー，デイサービス（デイケア）スタッフ，訪問介護などのサービス事業者の協力度は大きな要因となる．

これらの人びともあんしん塾の基本となる理論は知らない．熱心な人は毎月の塾に参加する．自分の関係している事例の変化を通してこの理論を学んでいく．

なかにはまったく無関心だったり，家族の頼みについても非協力的なケアマネジャーや事業者も存在する．ある地域では非協力的なケアマネジャーに辞めてもらった家族もいた．家族の熱意や事業者の熱意に依存しているだけでは不安定の感があるので，筆者は地域のボランティアなどにケアの担い手を広げるよう行政に助言している．このことについては後にややくわしく述べたいと思う．

③第三の要因：「薬」

成果の中の「不変」や「一部改善」の分析を進めていくと，認知症の人の内服している薬剤が浮かび上がってくる．統計的な検討を行ってみると，抗精神病薬とよばれる，睡眠導入剤（一般に睡眠薬），精神安定剤，抗うつ剤，抗不安薬，抗てんかん薬を内服している人たちに「不変」や「一部改善」が有意に多く，「消失」や「ほとんど改善」が少ないという結果を得ている．あんしん塾のなかで家族からはこれらの薬剤を続けるか否かの質問が出ることがある．筆者らはこの分析結果を示して，3週間ほど「休薬」して活気や言動に悪い影響が出ていないときには主治医に中止を要請してみてはと助言している．

認知症薬の中のアリセプト（市販名）は，これを服用していても「消失」もあり「不変」もあるが（俗にいえば人畜無害というところか），他の薬剤で気になる結果が出ているものもあるので今後の事例の増加を待ちたいと思う．いずれにせよ成果に影響する要因に「薬剤」があることは間違いない．

③ 家族から「地域で治そう認知症」へ

個別事例2の男性は独居であった．また個別事例5の夫婦二人暮らしの女性の場合，夫はケアにまったくといっていいほど役に立たず，市内在住だが結婚している（いわゆる他家に嫁いだ）娘は母親のケアには時間的にも参加できない．つまりこの女性は「実質独居」といえる．この方へのケアにあたって地域包括支援センターの責任者は，「認知症サポーター」と「地域ボランティア」を頼んだ．結果は個別事例5で示したように，ケア開始後3カ月ほどですべての症状が消え幻視もなくなり，今では畑仕事をして元気に過ごしている．

この例は「地域の人びと」が治したのである．

一方，個別事例2の独居男性は近所に住む訪問看護師が，日常的なケアを提供して治っていった．

こうした結果を踏まえてこの自治体では，家族で治そう認知症（あんしん塾）を「第二段階」に展開していく計画をたて実行することになった．

> ・認知症のケアを家族から地域で（地域で治そう認知症）

こういうことである．

家族の手からケアを離すという考え方は筆者が長らく主張してきたことである．家族が（認知症でも身体介護でも）ケアするから家庭内に介護問題が発生し虐待などの事態も起こる．

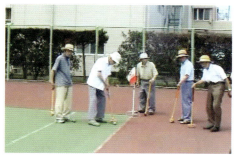

▲写真1　グラウンドゴルフを楽しむAさん(左から2人目)

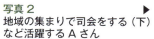

写真2
地域の集まりで司会をする(下)
など活躍するAさん ▶

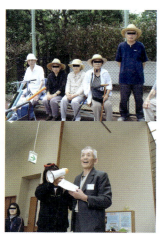

◀写真3　水分量を聞いている様子(個別事例2の男性)
パワリハ時積極的に利用者の水分の記録を始め,会話もできる.
すっかり元の状態に戻って,デイサービスの他の利用者の水分摂取量をチェックしている.

▼写真4　記録している様子

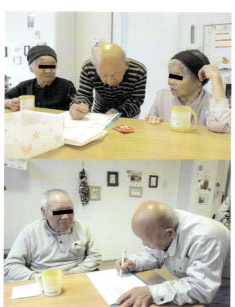

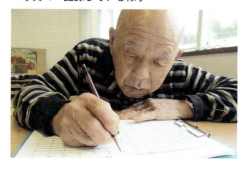

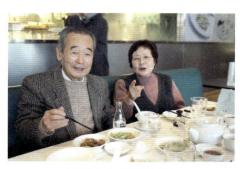

◀写真5　個別事例4の女性
認知症が治って元の生活に戻り,家族で誕生祝いをした.写真下の言葉は長女のメッセージ.(本人・家族の同意を得て掲載.)

(写真はすべて本人の同意を得て掲載)

希望を失わず信じること

認知症サポーターは他のボランティアがケアに参画することは，必然的に本人の社会交流の機会ともなる．社会交流が認知症へのよいケアとなることはすでに述べた．認知症になる人は社会的に孤立しがちであった人が多く，認知症になったあとにあらためて「老人クラブ」への参加などを助言しても，まず行く人はいない．こう考えていくとボランティアの参加は一石二鳥である．

　認知症は治すことのできる病気である．しかし，その治し方や治す場の確立はいまようやく端緒についたばかりといえる．

引用・参考文献

1) Tom Kitwood 著, 高橋誠一訳：DEMENTIA RECONSIDERED the person comes first（認知症のパーソンセンタードケア）. pp.63-96, 筒井書房, 2005.

2) 飯田 眞, 佐藤 新編集：老年精神医学論集. pp.46-62, 岩崎学術出版社, 1997.

3) 新福尚武：特集 老年期痴呆の増悪因子「環境の変化」. 老年期痴呆, 4（2）：73-79, 1990.

4) 金子仁郎, 新福尚武編：講座 日本の老人Ⅰ 老人の精神疾患と心理学. 老人の知能（市村精一著）, pp.70-71, 168, 垣内出版, 1972.

5) 小澤 勲：認知症とは何か. pp.22-42, 岩波新書, 2005.

6) 川畑信也：知っておきたい認知症の基本. pp.33-36, 集英社新書, 2007.

7) Adrian M. O. et al：Putting brain training to the test. Nature, 465（110）：775-778, 2010.

8) 前掲2）pp.146-164.

9) R. D. Abbott et al：Walking and Dementia in Physically Capable Elderly Men. JAMA, 292（12）：1447-1453, 2004.

10) N. Scarmeas et al：Influence of leisure activity on the incidence of Alzheimer's disease. Neurology, 2001；57, 2236-2242, 2005.

11) 中嶋照夫他：老年期認知症の危険因子. 平成元年度「認知症疾患の疫学と予防に関する研究」報告書, pp.18-23, 1990.

12) 木戸又三：認知症の悪化要因. 老年精神医学, 3（1）：67-74, 1992.

13) 東 均他：痴呆患者の症状と病前性格との関連について. 老年精神医学, 2（6）：779-787, 1991.

14) 前掲2）, pp.46-68.

15) 柄澤昭秀：痴呆の病前性格. 臨床精神医学, 19（5）：601-606, 1990.

16) U・ナイサー著／古崎敬, 村瀬旻訳：認知の構図—人間は現実をどのようにとらえるか. 人文社会叢書, サイエンス社, 1978.

17) バウライコフ B. 著／曽根啓一訳：人と時間. pp.233-237, 星和書店, 1982.

18) クリスティーン・ボーデン著／桧垣陽子訳：私は誰になっていくの？ アルツハイマー病者からみた世界. クリエイツかもがわ, 2003.

19) 前掲3）（注）この特集号で脳画像で増悪を実証できていない.）

20) 野田理世：気分と認知. pp.2-26, ナカニシヤ出版, 2011.

21) ヴィンスワンガー L.／荻野恒一他訳：現象学的人間学. pp.180-215, みすず書房, 1967.

22) 木村敏：分裂病の現象学. pp.331-341, 弘文堂, 1975.